生きがいを感じて生きる

福祉の役わり・福祉のこころ

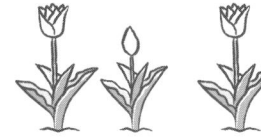

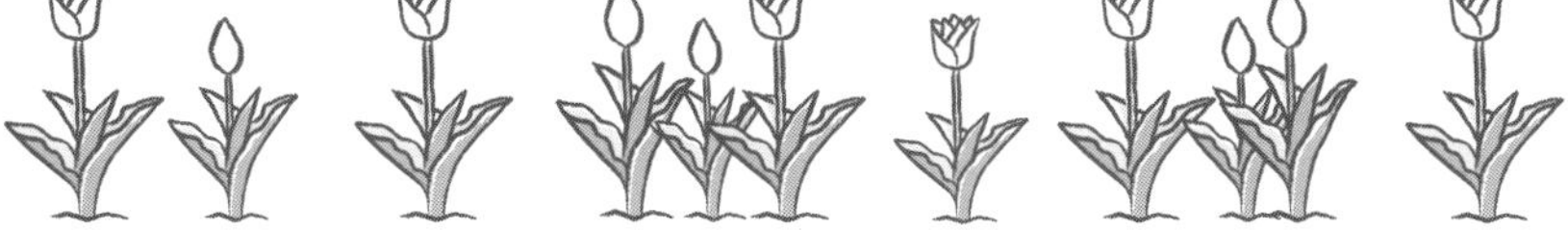

まえがき

ここに日野原重明先生の書物がもう一冊加わった。日本全国どの書店でも日野原先生の書物は人気である。日野原先生は、内科医であり、聖路加学園名誉理事長であり、聖路加国際病院の理事長であるが、何と言ってもクリスチャンである。それも現役で全世界を飛び回り、講演をし、患者さんとご家族を見舞い、人々に勇気と慰めを与えている。日野原先生の書物を読んだ方は、先生の一つ一つの言葉で心が洗われ元気が出てくる経験をされることであろう。

今回の書物は、特別の意味を持つ記念すべき書物である。聖学院大学での二つの講演をまとめたものである。一つは二〇〇八年の大学創立二十周年記念講演、もう一つは二〇一二年のこども心理学科開設記念講演である。二〇〇八年の講演では、「なぜホスピスが必要か」と題して、幸福について、いのちの教育について話された。また、二〇一二年には、「いのちの教育親子の絆」と題して、生きがいを持つこと、人生の試練の受け止め方などについて話された。この講演では、二〇一一年三月十一日の東日本大震災で多くの尊い生命が失われたことにも触れながら、希望を失わないようにと励まされた。この時、日野原先生は百歳の誕生日を迎えられた後であったが、講壇に立った日野原先生は、一時間以上立って熱く語りかけてくださった。

私は、日野原先生が百歳を超えても若い感覚と情熱を持っておられることに感嘆した。私たちの身近で起きる問題や世界で起きる問題に関心を持ち、弱っている人を励まし、自分が生きている責任をしっかりと果たそうとする日野原先生の生き方に感銘した。私は日野原先生のこのような生き方を日野原ワールドと呼んでいる。日野原先生の特別の世界である。

その日野原ワールドにはいくつかの特徴がある。

第一は、常に敏感で新鮮な問題意識を持って世界を見ている点である。年齢や立場に縛られずに、常に自分をこの世に生きる者と受け止めている。そこから若い人にも、病気の人にも、貧困に苦しむ人にも、また、困難を抱えた人にも同じように接する謙遜さが出てくる。だれに対しても暖かい愛情を注ぐ日野原先生の生き方である。その言葉は勇気を与えている。

第二は奉仕の精神である。それは人を喜ばせることを常に考えておられることである。よい意味でのエンターテイナーの精神を持っている。人を和ませ楽しませる日野原先生のユーモアの精神は奉仕の精神から出てくるものである。また、先生の書物が読みやすく心に響いてくるのも、だれに対しても届く言葉を語りたいという先生の配慮があるからであろう。この書物の中にも、目立たないかたちで奉仕の精神があらわれている。

第三は、キリスト教信仰にしっかりと立っていることである。日野原先生は決してキリスト教信仰を押しつけたりしない。しかし、聖書に聴き、聖書に学び、聖書に教えられながら、ご自分の人生を神様の前に立たせながら生きようとされている。信仰に生きることの幸いさや豊かさを感謝しつつ語ってくださるので、聞く者は、その魅力に引き込まれていく。その意味では日野原先生は素晴らしい伝道者でもある。

今日の日本は、心から尊敬し人生の手本になる人を失ってしまった。私は若い人の手本を日野原重明先生の生き方に見る思いがする。自分の人生をしっかりと受け止め、人生を後悔しないための、また、世界の平和を築く人になるための人生の手本、模範がここにある。

この書物は多くの若者に自分の人生を考える刺激を与えるであろう。また、大人にも、自分自身の人生を振り返りながら、残された人生をどのように生きるかを考える機会を与えるであろう。日本は今、混乱と不安に満ちている。だからこそ、多くの方がこの書物の中に人生の光や希望を見いだしてくだされぱと願っている。

聖学院大学人間福祉学部こども心理学科長
窪寺　俊之

生きがいを感じて生きる

目　次

いのちの教育 ——生きがいと時間——

9

なぜホスピスが必要か
——生きがいを感じて生きる——

日野原　重明

皆さん、よくいらっしゃいました。この創立二十周年を迎える聖学院大学のチャペルで、皆さんに今日講演をする機会を与えられましたことを感謝いたします。

このチャペルの天井のデザインが、ノアの箱舟の象徴であるということを今日初めて知りました。皆さん、ノアの箱舟の話をお聞きになった方、ノアの箱舟を説明できなくても、ストーリーを大体わかる方はどのくらいいらっしゃいますか。ちょっと手を挙げてください。相当多いですね。ものすごく今日の聴衆はインテリですね。（笑）

ノアの箱舟は平和と関係があります。この聖学院大学創立二十周年の特別講演の中には平和の問題や憲法の問題を取り上げたものがありますが、平和のシンボルといったらハトがありますね。そのハトはただのハトではありません。ハトのくちばしに何かある、ということに注目された方はいらっしゃいますか。あれはノアの箱舟に帰ってきたハトです。飛んでいった先から小枝をくわえてノアの箱舟に帰ってきたのです。

その当時の世の中が本当に腐敗していたので、神様はそのような人間は生きていてもしょうがないといって人類を滅ぼすつもりだった。ただノアのような良心的な夫婦の命は大切にしようと思った。そこでノアに舟をつくらせて、ノアの夫婦とあらゆる動物や鳥、そういう生き物を一つがいずつノアの箱舟に入れて助けようとした。将来この世の中が本当によくなった場合には、その子孫が増えるように、ノアの夫妻と、そしてカップルになった動物や鳥などを入れたのですね。

雨がどんどん降り、洪水になって、畑も野も家も全部埋まるぐらいの水の中を、その舟だけは安定して航海をしたわけです。そしてこの地球が全部海になって、生物は全部死んでしまったに違いないということで、神様はもうこの水を引いてもいいと思われた。ノアは一羽のハトを舟から放したわけです。そしてそのハトが帰ってくるかどうかを見たわけですが、長い時間をかけてハトが帰ってきたときに、その小さな木の小枝を口先にくわえて帰ってきた。もうこの地上は洪水で全部滅んでしまったけれども、どこかに木が生えて、きれいなこずえに若芽が出ていることを鳥が発見してそれをつまんで帰ってきた。それは、もうこの地球は古いものは全部壊れたけれども新しい生命が生まれたということです。この新しい世界に良心的な人間がもっともっと増えると同時に動物が増えることを願って、水を引くことを神様は許してそして人間は助かった、というのがノアの箱舟のストーリーです。

平和ということにハトが出てきたゆえんはそういうことにあるのですが、いろいろなことがらが旧約聖書から来ていますので、旧約聖書を読んでみてください。旧約聖書はイエス・キリストが生まれる前にあった聖書です。ですからキリストが言ったことは何も書いていない。どういう聖典であるかというと、その当時のユダヤ教の正典で、キリスト教もイスラム教の一部もこれによっています。ですからイエス・キリストが生まれてからの教えは、本来のイエスの弟子が記録に残したもので、新約聖書となります。

私の活動――「ホイットフィールド・万次郎友好記念館」開設募金

私は十月四日で九十七歳です。イエス様は三十三歳で亡くなったにもかかわらず、今世界で一番よく売れる本は聖書です。世界じゅうで最高の売上げ、ベストセラーになっています。イエスが三十三歳で亡くなる前の三年間のストーリーを弟子たちが書いたものです。それを書いた直接の十二人の弟子から裏切り者がでました。ユダという人が、イエスには罪がないのに罪があるようなことを言ってわいろをもらってイエスを告発したために、罪人としてイエスは十字架にかけられたわけです。その十二人の弟子は学者ではありません。四人は漁師です。漁師というのは当時、レベルが非常に低いとされていたのです。

皆さん、ジョン万次郎のことをご存じですか。今、私は、「ホイットフィールド・万次郎友好記念館」開設募金発起人会代表として、大きな募金活動をやっています。今から一八〇年前の安政時代、日本がまだ鎖国を続けていた時代、ペリーが来る前です。土佐清水という高知の足摺《あしずり》岬のそばの漁港の村に生まれた万次郎は、お父さんが亡くなって小学校にも行けない。一家を支えるため大人の漁師と一緒に漁出たところが、台風にあって無人島に漂着します。一四三日間、無人島で食べるものがない。たまたま来る鳥を捕まえて食べたり、雨水をためて飲んだ。そして五人の漁師は本当に骨と皮になったけれども、沖を通りかかった船に合図してここに人間がいることを示した。「ジョン・ハウランド号」という捕鯨船がそれを発見して、一四三日後に彼らを助けた。

そして捕鯨船はハワイに寄港して、ハワイで大人の漁師は船をおりました。万次郎だけは、僕は船長と一緒にこの船に乗りたいと言ったので、それから一年半の航海が続いて、十六歳のときにボストンから二時間ほど離れた小さな漁港に着いた。万次郎は「ジョン・ハウランド号」の船長さんであったウィリアム・ホイットフィールドのフェアヘブンの家に十年間ホームステイして、初めて小学校に行きました。彼はＡＢＣもわからないから家庭教師をつけてもらって小学校を卒業して、そしてハイスクール、さらにアカデミーという専門の学校に行って、捕鯨船などを操縦できるテクニックを覚えた。航海をする人には天文学や数学が必要なので、英語を学びながらそういう専門的な勉強もした。そして、そこにある教会に席を置いて彼は大人になっていくのですが、二十四歳のときに、やっぱり母を見舞いたいということで日本に帰ることを決心します。

しかし、当時の日本は鎖国をしていましたから、いったん日本から出ていってしまった者は入国できません。彼は土佐清水に上陸をすると捕まってしまうので、フィリピンに行くアメリカの捕鯨船に沖縄に寄ってもらって、沖縄の小さな海岸からこっそり上陸しました。民家の人に助けられましたがそれがばれて、結局、鹿児島と長崎に護送されて、外国から帰ってきたというので素性を調べられて、罪はないということでやっと二カ月後に土佐清水に帰って、お母さんが生きていたのを喜んだ。もう彼のお墓があったそうです。

その彼には、万次郎という名前はあったのですが、漁師というのは姓がなくて名前だけしかないという時代です。士族がいて、その下に平民がいて、農業をやったり、商売をやる。その最も下が漁師です。しかし土佐の殿様が、「アメリカという国があって、そこに対して国を開くべきだ」と言わせるために、万次郎を士族にして江戸幕府に交渉に行かせた。その際に生まれ故郷の地名から中濱《なかはま》という姓をもらいました。その翌年にペリーが来るのです。

万次郎は日本人として初めてアメリカに上陸して、アメリカでホームステイをして、立派な知的な信仰心のある大人に成長して日本に帰ったわけです。

その万次郎がホームステイをしたフェアヘブンの家が競売にかけられていることを、私はニューヨークにある「新老人の会」（図1、16頁）の会員から聞きました。あれが売られてしまったら大変です。その所有者はヘレン・ケラーの家を持っていて、それを記念館にした人ですが、彼ががんになりましたので、その家を万次郎の記念の家にすることができない。むしろお金が欲しいということで競売になった。今の天皇陛下は皇太子のときにその家を外から見られたそうです。

ニューヨークで「新老人の会」の講演会を開催したときに、その会員の人が私に情報を与えてくれたのです。これは借金しても買わなくちゃならないというので手付けを打って、二〇〇八年の一月十五日に帝国ホテルで募金委員会を二十人ぐらいで開いて寄付金を集めることにしました。六千万円で買い、二千万円で修理をしなくてはならない。そこで八千万円の募金を発表しました。

その発起人には指揮者の小澤征爾さんとか、ノーベル賞を受賞した利根川進さんがいます。ほかにも日米協会の理事長とか、いろいろな方々を集めて寄付金を募りました。私が長年連載を続けている『朝日新聞』土曜日の朝刊の「ｂｅ」にこの募金活動について書きますと、新聞の情報というのは大変影響力があります。それを読んだ札幌の九十歳のおばあさんから、匿名で先生の事業にお金を出すといって書留小包が来ました。私は本が入っていると思ってうちに帰ってあけてみたら、新しい百万円の束が五つ、五百万円入っているんです。新聞の情報というのはすごいなと思いました。

今、日本の経済は非常に悪いというんですが、たんす預金をして、現金をそのまま持っている老人が日本には非常に多い。アメリカ人はみんなローンで借りて生活をしていますが、日本の老人は現金を持っているでしょう。大変なお金を持っている。それを上手に使えばいいと思います。私が財務大臣の仕事をするんだったら、四分ぐらいの利子を出すからといって、老人の持っているお金をみんな出させるんですが……。このおばあさんは「わずかですが、先生の事業に使ってください」と言われてお金を送ってくれました。

それから四、五日したら、東京の砂防会館のライフ・プランニング・センターで「新老人の会」をやっているところに、お金の蓄えがあるからと、百万円を持ってきた人がいました。新宿に昔お茶漬けを食べさせる料亭があって、その店の人がリウマチになってもう店を閉じるからと言うのです。一週間で六百万円でしょ、もう滑り出しがいいでしょ。一年で八千万円という目標が四カ月で一億を超えたのです。

今、非常に不況の状態でどうこうしたいと思っても、人の考えがみんな古いから、うまくいかない。私のような発想であれば、イエスが二つの魚と五つのパンを集めて多くの人を養ったという物語がありますが（ヨハネによる福音書　六章一―一四節）、どうにかなる。そのようにお金はみんな持っているのです。使い方が悪いんです。上手に使えばいいということです。五月六日は、万次郎がアメリカのニューベッドフォードという漁港に日本人として最初に上陸した記念日です。二〇〇九年の記念日には、向こうのＮＧＯに集まったお金を全部寄付するということで、飛行機を一機チャーターしてそこに行こうとすでに計画をされております。

ホイットフィールドと万次郎の記念館という名前にして、できればオバマアメリカ大統領に、日本の総理が次の総選挙で決まったら、二人の会談はこの記念館でやってほしいと考えています。（拍手）私の発想です。それが成功したら、今度は五千円札を万次郎の肖像でやろうと。私は新聞に書きますから、皆さんが応援すれば財務省でも聞かざるをえないでしょう。五千円札に新渡戸稲造先生の肖像がありますが、新渡戸稲造先生と同じように万次郎少年がアメリカと日本の橋渡しをしたというのはすばらしい、若い人に刺激を与えるということで提案しますから。〔「ホイットフィールド・万次郎友好記念館」(Whitfield-Manjiro Friendship House) は二〇〇九年五月七日に開館しました。〕

皆さん、こういう物の考え方はみんな脳から出るんです。皆さんの脳は、ポテンシャルはあるんですが引き出す人がいない。だれか引き出す人がいないから、ポテンシャルを持っていても死蔵されている。「新老人の会」では、七十五歳になってもいいからこれから新しいことをやりなさいと言って

「新老人の会」は一般財団法人ライフ・プラニング・センターの理事長として「よく生きる」ことを追求してきた日野原重明先生が、シニア世代の新しい生き方を提唱し、この「新老人運動」に賛同する方々の集まりとして、2000年9月に発足しました。

発足から12年を経た2012年5月、会員数は約12,000名、地方支部は40ヶ所になりました。現在の会員種別は、75歳以上を「シニア会員」、60歳～75歳未満を「ジュニア会員」、60歳未満を「サポート会員」と世代を超えた運動に拡大しています。

「新老人の会」３つのモットーとひとつの使命

1．愛し愛されること（to love）

2．創《はじ》めること（to commence or to initiate）

3．耐えること（to endure）

「生き甲斐の3原則」（ヴィクトール・フランクルの哲学より）

子供たちに平和と愛の大切さを伝えること

「新老人の会」は、日野原重明先生が長年にわたり培ってきた「健康観」をベースに、日本のシニアが健やかで充実した生涯を送ることができるようにと願って発足したものです。シニアが自立して、この年代でなければできない社会貢献をし、生きがいを感じられる生活を送っていただくために、上記の「生き甲斐の3原則とひとつの使命」と下記の「5つの行動目標」を掲げています。

「新老人の会」５つの行動目標

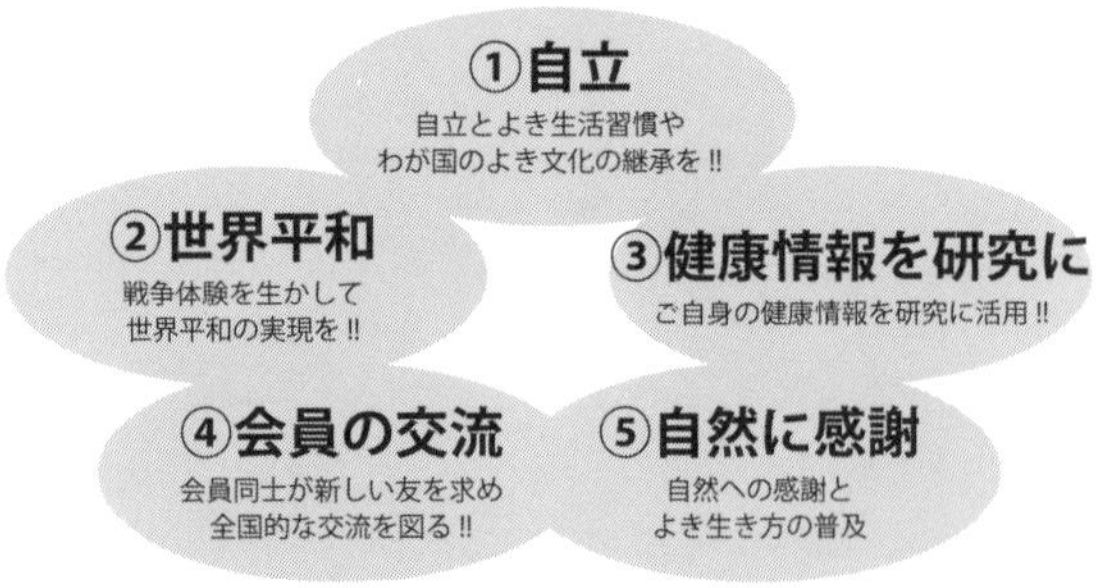
①自立
自立とよき生活習慣や
わが国のよき文化の継承を!!
②世界平和
戦争体験を生かして
世界平和の実現を!!
③健康情報を研究に
ご自身の健康情報を研究に活用!!
④会員の交流
会員同士が新しい友を求め
全国的な交流を図る!!
⑤自然に感謝
自然への感謝と
よき生き方の普及

（http://www.shinrojin.com/新老人の会とは/（2012/06/20）より）

図1　新老人の会

います。七十五歳以上はシニアの会員で、もっと若い六十代の人はジュニア会員です。シニア会員やジュニア会員のやることを見て、これはすごいと思ったら、二十歳以上のサポート会員がシニアやジュニアをサポートする。みんなモデルを持たないと。あのような人になりたいというモデルを持っていないと、皆さんの前進はないです。「新老人の会」に入ると大勢のモデルを見つけることができます。

生きがいを感じられる生き方

幸福感と感謝の気持ち

「先生、何を食べているんですか」と、一番先に聞かれます。私は一日に一三〇〇キロカロリーしか食べていません。今の栄養学にはちょっと反するようなことです。私は固形食は一日一回、お昼は牛乳とクッキー二、三枚、朝は果物のジュースにオリーブオイルを大さじ一杯入れたもの、そして牛乳一カップに大豆からとったレシチンを茶さじ二、三杯、そして小ぶりのバナナ一本。そして夜に初めてちゃんとした食事をとります。「先生、おなかがすかないんですか」と言われますが、皆さん、おなかがすくというのは集中して仕事をしないからおなかがすくのです（笑）。集中すると全然空腹感はないです。

最近のアメリカの研究では、高齢になった人の食事は低カロリーのほうが長生きできるとちゃんと実証されています。私はその実証を知る前から、忙しくて運動はできないから、カロリーをとりすぎないようにとコントロールして、今、一三〇〇キロカロリーを続けていますが、何の体の故障もなくこういう活動ができています。そして私はうつぶせで寝ますから、睡眠が効果的になります。昨日寝たのは朝四時半です。そして六時半に目覚ましで起きました。オハラピローという特別の枕がありまス。それを使うと二分以内に熟睡します。そして目覚ましで起きるのです。普通の老人はなかなか眠つかれない、朝早く目が覚めて眠りが浅いと言います。私は二分以内で、どかーんと底に落ちるように意識をなくして、目覚ましでぱっと起きる。二時間、三時間、四時間の睡眠でも朝起きたときに、このキャンパスに初めて行くんだな、どんなチャペルがあるかな、どういう人々が集まってこられるかなと、目が覚めてすぐ、ものすごくファイトが出るんです。〔百歳を機に百十歳までの活動を視野に入れ、睡眠時間を七時間確保することにしました。したがって今では夜は十一時に就寝、朝六時起床としています。〕

朝起きたときにさわやかな気持ちを持つことが大事です。高血圧でも糖尿があってもいいんです。そのさわやかさが健康なんです。それは幸福と同じようなことです。お金があり、広い土地があり、勲章がある。それは幸福とは言えない。そういう人はもっともっと欲しいと思います。もっともっと欲しいと思わないのは私ぐらいじゃないでしょうか。文化勲章を受賞したのは二〇〇五年でしたが、その前に文化功労賞を受賞しました。これには年金がつくんです。ところが、探したらないんです。功労賞の証書もない。家内に言ったら、「あなた、病院に持っていったんでしょ」と言うし、私は「病院にはないよ。どっかにあるんじゃないか」と。しかし年金が来るからそれでいいんじゃないかと……。

私もこれまでいろいろなことがありましたが、戦争中で物がないときには埼玉県まで買い出しに行って、家内の着物や帯とお米を交換しました。三合から四合のお米を胴に巻いて池袋におりて、そして乗り換えてうちに帰って近くの人に少しずつ分けて、おナスも分けたりした。そのとき、買い出しに行った農家の縁側で出されたおみそ汁とおむすびを食べただけで、すばらしくおいしいなと思った。今の子どもは物がありすぎるから、そんなものはおいしいと思わない。

貧しい人は幸福の敷居が低いんです。ちょっとした行為でも感激をする。けれども、お金持ちの人はその感謝の気持ちがない。幸福というものは幸福感を持つことです。聖書に「貧しい人々は幸いである」（ルカによる福音書　六章二〇節）とあります。本当に幸福感があるからです。富める人は幸福感を持たないという言葉がありますが、私はそういう意味で、いつもありがたいなという感情を持っていたい。そのおむすび一つもらうことでも、ありがたいなという感謝の気持ちがその人に幸福を与えるのです。皆さんが生きる上には、いろんな不平や問題があると思うかもしれませんが、それに対応する心のあり方が間違っていると皆さんの幸福感は失われたりすることにもなります。

新しいことを始める

図1に紹介したように、「新老人の会」には三つのスローガンがあって、一つは「愛し愛されましょう」、お互いに愛することは絶対に人間が生きるうちに必要である。その次は「やったことのないことをやりましょう」。七十でも、八十でも、九十歳でも新しいことにチャレンジできます。そして

三つめは「耐える」ということです。

「新老人の会」の会員で、いま百二歳の昇地《しょうち》三郎先生という福岡におられる先生〔福岡教育大学名誉教授、教育学・心理学・精神医学が専門〕は、二人のお子さんが脳性小児麻痺になり、日本には障害児の施設がないからといって、福岡に自費で養護学校「しいのみ学園」をつくられたのです。その人が韓国に行くと、韓国の障害児の施設は十分でないことがわかった。そこで八十歳になってから韓国語を学んで、そして韓国で障害児の教育をされた。中国もあのように今景気がよさそうですが、一般の庶民の生活は大変です。九十歳になって中国語を勉強して、中国に行って、施設の必要性について講演される。百歳になったらロシアに行って、ロシア語で話をされるというんです。だから八十になっても、九十になっても語学はできるんです。

若い人が一時間ぐらい勉強するところを、年をとった人は二時間か三時間やれば決して若い人に劣らないということで、皆さんも年をとってもやったことのないことに挑戦しましょう。絵を描いたことのない、音楽をやったことのない、字を書いたこともない人も、やりましょうと始めれば、皆さんの隠れた能力がそこで花咲くのです。これまで自分の生活がどうもさえなかったというのは、その能力が全部眠ったままでいたからです。それをぐっと引き出すような、だれか刺激を与えてくれるような友達があったりするといいですね。自然にいい遺伝子がだんだんと芽を出してくるという意味において、七十でも八十でもまだ遅すぎることはない。

六十歳ぐらいまでは会社や家庭やいろいろなことで忙しいけれど、それから先は全部、皆さんは自分で勝手に時間が使える。皆さん、年をとってからの一年と若いときの一年と比べてみてください。

若いときは自分が自分のために使う時間はあまりないでしょう。ところがリタイアするような年齢になりますと、全部自分で使えるんです。だから六十歳を過ぎたら奥さんにも遠慮しないで、「僕はやりたいことをやるよ、君もやりたまえ」と言って、両方でやればいいんです。ところが男性は何となくしぼんで、女性だけは少しやり出すようですね。（笑）

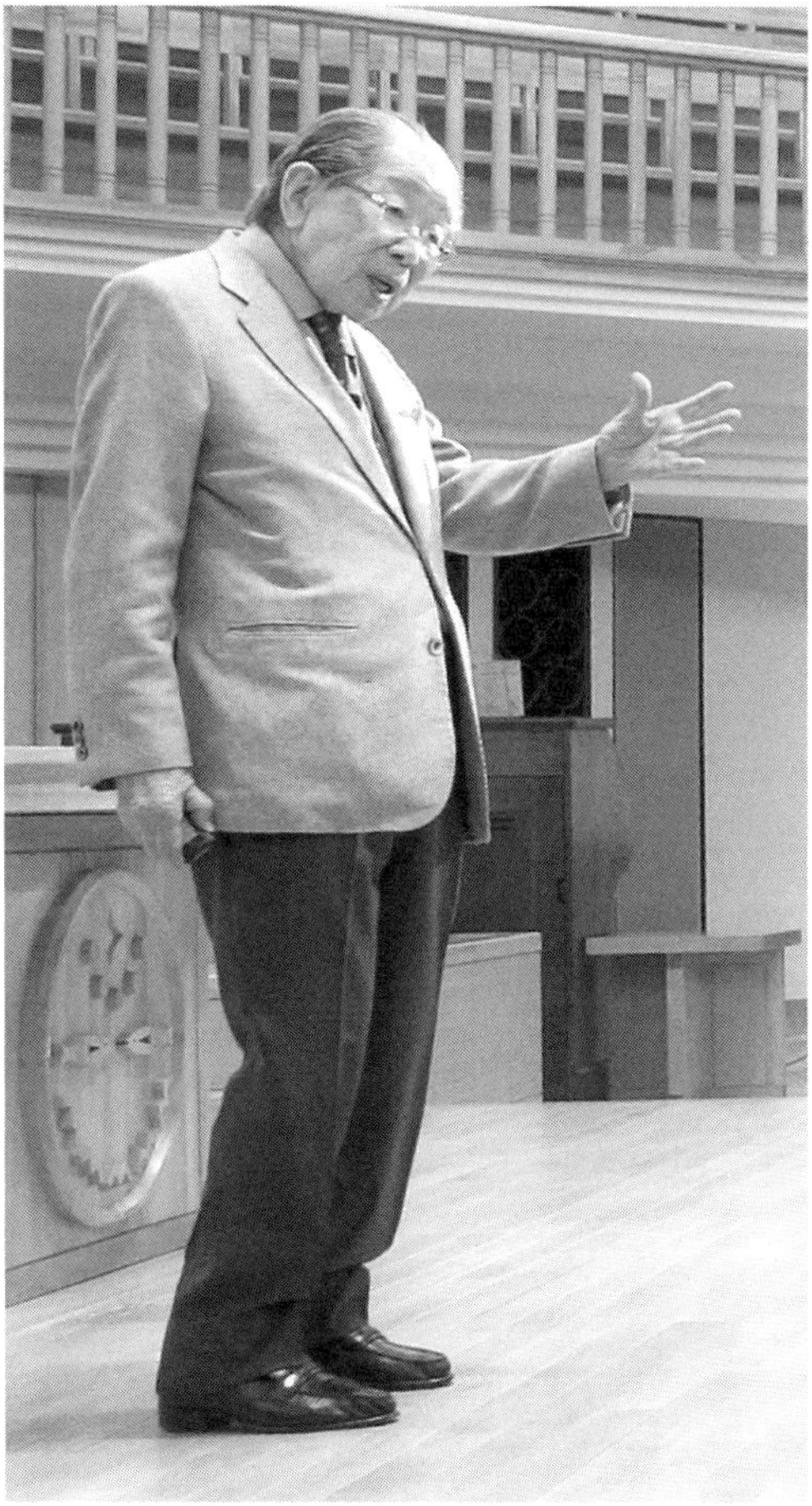

試練の受け方

二〇〇五年の尼崎のＪＲ福知山線脱線事故で傷害を受けた人で、近くの病院で受け入れられた人は四、五人で、あとは全部神戸とか大阪の病院に送られたというんです。一九九五年のサリン事件のとき、聖路加国際病院は運ばれてきた六四〇人の人たちを全部病院に入れました。それは、空襲を受けたりした戦争中のことを私は知っているから、病院を建てるときに、大勢の人が来たときのことを考えてあったからです。中立国のスイスやスウェーデンを見ると、そこの病院では何かのことがあったら自国の国民を守るために壁の中に酸素を吸引する設備を完備させている。そこで、聖路加国際病院でもチャペルやラウンジやすべての廊下の壁に酸素、あるいは吸引の設備を整えた。事件が起こったと聞いたら運ばれてきた人を全部入れなさいという命令で、六四〇人の人が一度に、二時間のうちに入って一人しか亡くならなかった。聖路加国際病院はサリン事件の時の対応によって有名になったのです。

私の三男が、カリフォルニアの心臓の専門病院にいます。孫が小学校に行ったら、あの事件を放映したテレビにじじが写っている、と言ってびっくりしたんだそうです。ちょうど事件が起こったときは新病院ができて間もなくでしたから、病院案内のビデオをつくるスタッフが来ていました。彼らに全部撮りなさいと言った。プロが撮った記録ですから、外国の人がそれを持って講演に来てくださいと言ってきます。サリンはどこの国も持っています。非常に安くできるから。でも使ったことがないから、私たちのとった対応を知りたいというのは当然です。

いろいろな事件が起こっていますが、その体験がみんな生きてくるのです。試練をポジティブに受ければ、それは皆さんが伸びていくということです。だからこの経済的な不況のときでも、この不況にどのように耐えるか、皆さんの知恵を上手に使えば、また歴史は繰り返す、必ず繰り返して盛り返すということです。そして耐えているときに、本当にショックを受けている人には、友達がそばで手を握ってあげる。一緒にやりましょうという励ましの言葉があれば、人間はもう一度再帰ができることを申し上げたい。

ホスピス設立の必要性

さて、ホスピスの話に移ります。この地区にもホスピスが必要であることはもう十年あまり前から言われていて、なかなかそれが進まないことが問題になっています。今日本には一九〇のホスピス、もしくは緩和ケア病棟があります。〔二〇一二年四月一日現在は二二五〕

日本の医学について

皆さんは病気をしたり、あるいは健康診断でお医者さんにかかります。そのかかり方が上手でないと、いくらいいところにかかってもだめなんです。だから医者の選び方、病院の選び方とかかり方が大事です。

「あなた、いつから（その症状が出ているの）ですか」、「そうね、だいぶ前からです」と言う。だいぶ前からと言ったから、「それはいつですか」と聞くと、「孫を連れて七五三に行ったときに」と言う。「いつ行ったんですか」と「いつから」を特定するのにずいぶんよけいな時間がかかってしまいます。そのほかにも、お幾つですかと生年月日を尋ねると、「八です」というようなご婦人がよくいたんです。「八です」と言う。だから私が見て四十八と思うのだけど、でも悪いから三十八と言うと、患者さんはうれしそうにするんですよ。（笑）ところがアメリカでは「先月七十二になりました」とか、「来月六十八になります」というように表現しますからすぐわかる。昭和とか大正なんか言われても、今はわからないでしょ。だから西暦で何年何月、何歳とちゃんと言ってくださいね。

お医者さんには本当にはっきり年を言いますが、アメリカは年齢で差別することはいけないとされていますから、大学の教授には年齢を聞きませんし、履歴書には年齢を書きません。何年に大学を出たというところからスタートしているのです。アメリカは人種の差別は今度のオバマ大統領の登場で完全に克服したといわれます。そして四十四代目の大統領で初めて黒人の大統領が生まれたというのは、世界の歴史を変えることです。そしてアメリカは男女の性の差別もずっと前からありません。日本は依然として差別があります。日本はまだ性差別が非常に強いと思います。そして年齢によって、年をとっているからどうとか、言う。そうではなしに、アメリカでは実力を評価するということが当たり前です。日本はそういう意味でアメリカよりもはるかにおくれているわけです。

日本の医学はいいと思っているかもしれませんが、そうばかりともいえません。ノーベル賞は、ダイナマイトを発明したノーベル博士が、非常に資産を得て、その遺言に従って一九〇一年に始まったものです。日本では毎年八千人の人が医学部を卒業しています。八〇ある医学部を卒業して八千人。一〇年で八万人、一〇〇年で八〇万人もの人が医学校を卒業しています。ところが、八〇万人以上卒業して、一〇八年の間に、日本の医学部を卒業した人は一人もノーベル生理学・医学賞をまだ得ていない（一九八七年受賞の利根川進さんは理学部卒）。これは医療の分野で創造的な研究がないからです。そういうことができる能力のある若者はいるけれども、それを育てる畑がない。種が落ちても、砂地に落ちたら芽が出ない。これは聖書にもあります（マタイによる福音書　一三章）。道端に落ちたら鳥がつまんだりする。いばらの畑に落ちたら芽がいじめられて育たないというのはイエスの例え話。イエスは神様の愛を伝えるためには、庶民にわかりやすい例え話でいいと。よき地に落ちた種は実るのです。創造力のある若い研究者がいるのだけれど、畑にあたる研究機関とかあるいは研究所がない。日本の医学はどこに間違いがあるか皆さんよく考えてください。

アメリカ式の医学校を九十七歳である私が何とかつくろうと思っていますが、それにはお金が二百億要るんです。どうするのか。私は死ねないわけですよ。この年でもビジョンを描きます。そして私の描くビジョンは、ロバート・ブラウニングの詩に、「欠けたる円弧は　天上にありて　完《まった》き円となるべし」とあるように、天空に大きな輪を描き、そして完成しなくてもよいからその一つのアーク（弧）になればいいのです。小さな輪であれば、私の生きているうちに円にすることができるのですが、大きいとそれは一人で完成させることは望めない。しかしそのアークの一つになれば天上でその輪が結ぶというのは、イギリスの宗教詩人のロバート・ブラウニングが言っていることです。私はこの言葉を中学生のときに聞きました。中学生のときに、「大きな輪を描きなさい、そしてあなたはそのアークになりなさい」ということを私は教会の説教で父から聞いたのです。中学生、高校生のときに聞いたことが、私の生涯の中でずっと大きな指針になっています。

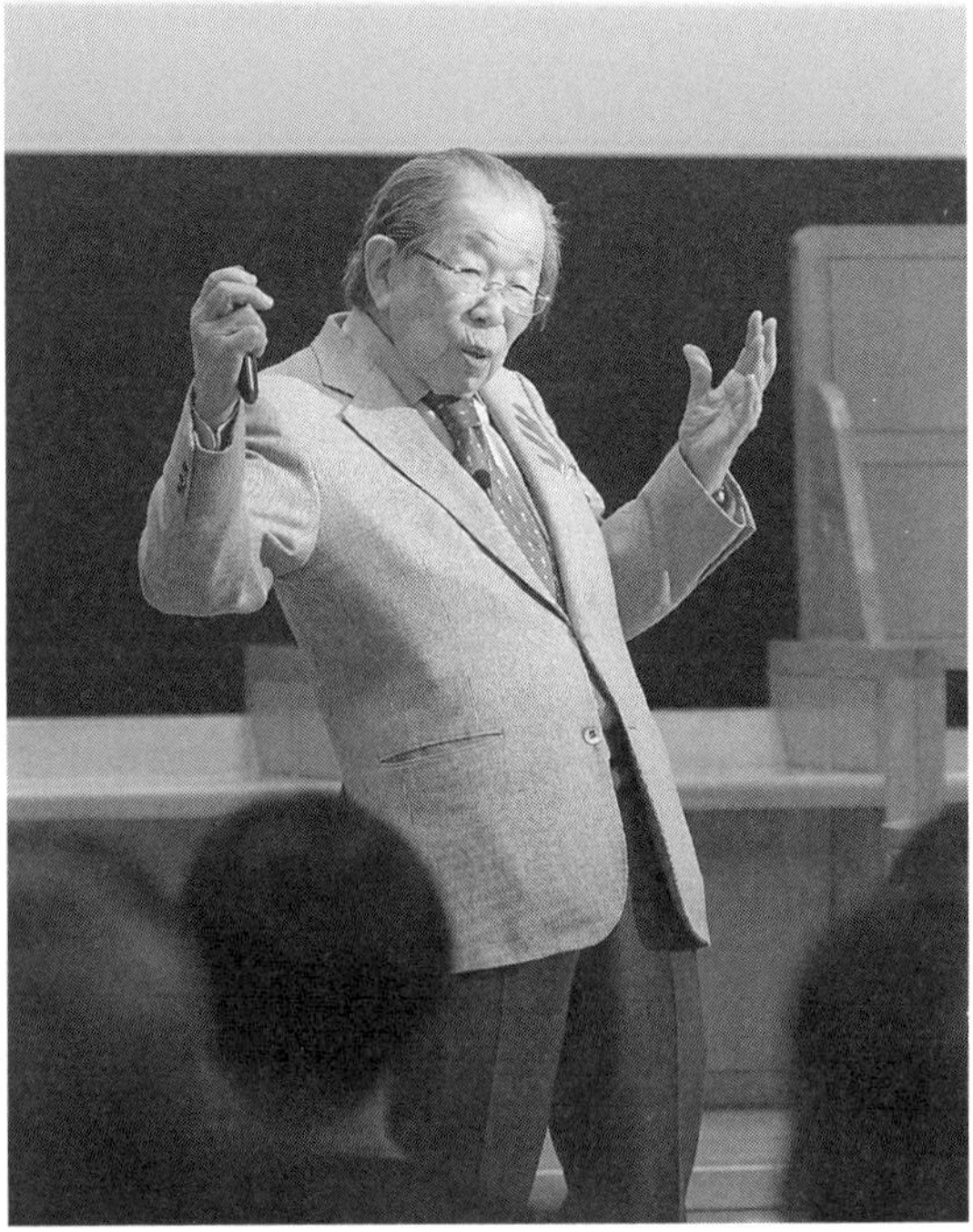

「いのちの教育」の必要

皆さん、学校で子どもにどういう教育をすべきだと考えていますか。小学校や中学校ではいじめが問題になったりしていますけれども、「いのち」を教える教育は小学校でまだされていないのではないでしょうか。私が『十歳のきみへ——九十五歳のわたしから』という本を書きましたら、読んだ子どもたちから手紙が来るんです。「先生、私の小学校に来てください」と。私は、「校長先生に言いなさい」と言って返事をしています。日本人は世界一寿命が長い〔二〇一一年の統計では女性は世界第二位、男性は第八位〕。「いのちというものは自分が持っている時間だ。自分が使える時間があなたのいのち」。そういうことを十歳の子どもに書きましたら、それを読んだ女の子から手紙が来て、「寿命という大きな空間の中に私の瞬間瞬間をどう入れるかが私の大切な仕事です」と書いてありました。大学の卒論以上です。

私は先日、慶應《けいおう》義塾大学に招かれて日吉《ひよし》（横浜市港北区）の慶應の大学生に生命倫理の話をしに行きましたが、そのときにその子どもの手紙を紹介しました。「君たち、いま名門の大学に入っているんだけれども、今まで命のことを考えたことがありますか」、と聞いた。そうしたら、日吉の学生が私の講演の後、「いい名門の学校に行くことが最終の目標であった。いい中学校、いい高校、そして慶應のようなところに行くことが最終の目的で、命のことを考えたことはまったくなかった」と。私が子どもの手紙を読んだら、それを聞いて涙が出ましたと言っていました。やっぱり涙を流して感動するんだから、まだ慶應の学生には脈があるなと私は思いました。

十歳の子どもはもはや子どもではないのです。お父さんとお母さんの間がうまくいかない、ぎしぎししている、そうした雰囲気をだれよりも読むのは子どもです。もう十歳は大人です。だから小学校の先生や両親は子どもだと思わないで、きちっと目を見て、耳で聞いて、そして自分の声の調子から全部読まれているということを知りながら、教えていただきたい。算数の先生は算数を教えるだけでなしに「いのち」のことも教えてほしい。

「いのちの授業」では最後に「シャボン玉」の歌を歌います。シャボン玉の歌を知っているかと子どもに聞くと、知っていると言う。それでは「シャボン」というのはどこの言葉か。日本語かどうか知らないんです。あれはポルトガル語です。ポルトガルの人が長崎に石けんを持ってきてシャボンと言ったんです。シャボン玉の歌は知ってるが、それは何かという、そんなことは先生は全然教えていないのです。あの歌は野口雨情が作詞しました。生まれたばかりの女の子が亡くなったことで、この命がもっともっと成長して空に飛んでほしい、と。それをぱんとだれかが破ったり、あるいは風が吹いて壊れないように、「風、風、吹くな、シャボン玉飛ばそ」という「いのち」のお祈りの歌なのだと、私は小学校の十歳の子どもに話します。そういうことをまるで小学校の先生は教えていない。

そういう意味で、今の教育のし方には非常に問題が多いと私はいつも言っています。やはり「いのち」というのは目に見えないもの、酸素のように見えない、風のように見えない。しかし目に見えないものの中に本物があるということは、星の王子さまが友達のキツネから学んだこと。

本当のものは目に見えないものだということ。宗教を持ちながら神様のことを考えるとか、仏様を考えるときには、目に見えるものはないのです。宇宙をつくった大きな力がある。遺伝子をつくった大きな力があるんです。ただただ拝むということをするのではなしに、それに対して、畏敬の念を払って、「いのち」を大切にしなければならないと思うわけです。

ホスピスについて

その「いのち」が終わろうとするとき、いよいよがんである人が亡くなろうとしている。短い一週間とか十日であっても、それが本当にいい意味の人生の最期になれば、終わりよければすべてよしという思いを家族もみな持つことができるということであれば、残された人たちの悲しみも癒されるのではないかと思います。そういう最期を迎えられるホスピスを埼玉にもつくりたいと思います。

なぜホスピスなのでしょうか。私は日本音楽療法学会の理事長をしています。音楽療法士の身分法（国家資格）を法律でつくって、投薬をしたりいろいろな治療をやることと同じように、音楽で癒やし、治そうという音楽療法士に身分を与えて給料をもらえるようにするという運動を進めています。音楽でも楽理というようないろいろな理論を習います。そしてテクノロジーを習います。音楽大学のピアノ科で優等生ともなると、理論もテクニックも同じようにできている。でも演奏すると一人ひとり違いますね。つまりパフォーマンス、理論と技術がどう自分の体の中に溶けて、聞く人にどう訴えるかということはその人のわざなのです。それと同じように医学の理論、医学のテクノロジー、手術の方法がよくても、病む患者にどういうふうにタッチをするかというタッチのし方が医療効果を変えてしまうことがあります。わざ、アートという点で音楽と医療は同じだ、ということです。

初めに病気が発見されると、今の日本では、大体西洋医学によって治療にとりかかります。この図2の矢印に見るように、あるところまでは、薬で治る、あるいはうまい手術で治ります。しかし移行

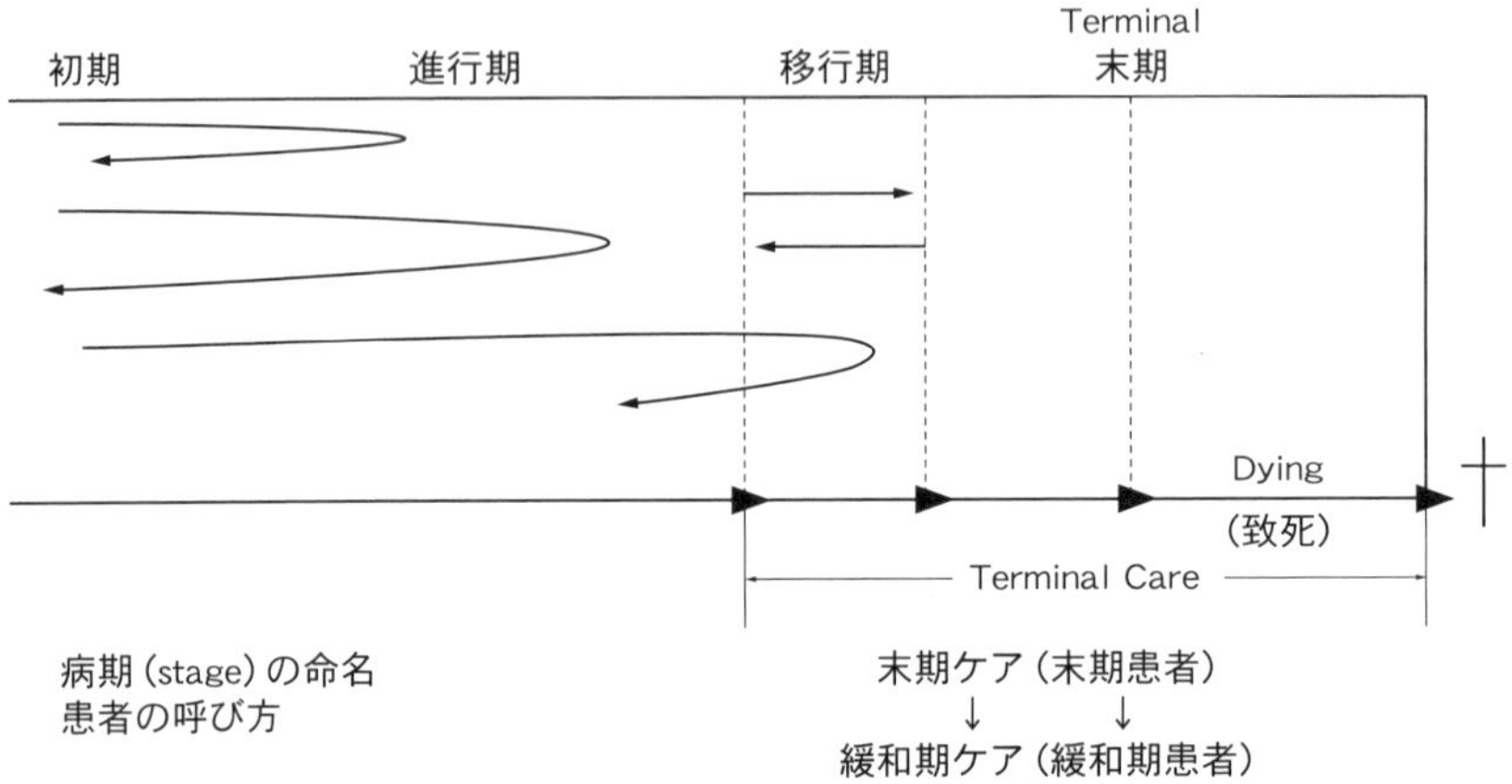

図2

期の線を越えると治らないでそのままになってしまうことがあるわけで、末期のケア、ターミナルケアというのは、この移行期を越えてだんだん死に向かっていくところのケアを言います。

ターミナルケアと聞くともう末期で人生がそこで終わるように思うのですが、英語のターミナルは違います。日本では二〇年前、三〇年前はターミナルホテルがあちこちにありました。ところがターミナルケア、ホスピスができてから、みんなターミナルとつくホテルに行かないので、ホテルの名前を変えたのです。しかし外国ではターミナルという言葉は、例えば、私がスウェーデンから英国のヒースロー空港で乗り換えて日本に帰るときに、「日本に行く人はCのターミナルに行きなさい」というように普通に使います。出発なんです。到着だけでなしに出発を待っているから、外国ではターミナルホテルと言ってもいいのだけれど、日本はターミナルは末期だという意味になるから、名前をだんだん変えてきて、ややこしい名前がどこでもついています。

ホスピスは二〇〇八年十月一日現在、一九〇施設あって、ベッドは三七二〇床あります〔二〇一二年七月一日現在は二三二施設、四六一五床〕が、大体三週間から四週間入院して亡くなる。がんで死亡する患者が毎年約三三万人です（二〇〇八年「国民衛生の動向」厚生労働省）〔二〇一〇／二〇一一年版では三四万人〕。三三万の亡くなる人にこれだけの部屋、十人に一つしかない。普通の病院とか自宅で亡くなるから、もう少しこういう施設をつくろうではないかということです。

第一号はロンドン郊外のセント・クリストファー・ホスピス。一九六七年です。「日野原先生よく覚えていますね」と言われますが、その年は世界で初めて心臓移植が南アフリカ共和国でバーナード博士によって実施された年です。日本は心臓移植は英米並みにはいっていません。二、三年前にオーストラリアに行きましたが、毎週三人の移植手術があり、二週間で退院するということでした。手術の三日後には普通の病棟に入っていると。そのように珍しくはないのですが、日本は非常にそれが遅れている。一九六七年の二年後にはアポロが月飛行に成功した。皆さん、そういうふうに覚えているとちゃんと数字が頭に入るんです。上手にインプットすればちゃんと頭に入ります。

英国では、ホスピスは一九六七年に、そしてアメリカは一九七四年、カナダも七四年にでき、以降オーストラリアやニュージーランドなどあちこちにできて、日本はそれから約十五年遅れました。マレーシアが一九九八年、中国にも最近でき始めました。

がんの告知の問題

いよいよ死に臨んでいる患者に対してどうするか。命を延ばすことがいいのか。これは生物学的にやはり命だから延ばすべきだというのが普通ですね。痛みや苦しみを和らげてあげることが延命よりも良いという考えは緩和ケア、ホスピスケアの立場です。あるいは心に安らぎを与えることがよい。あるいは愛する者をそこに呼んで、愛情によって死を受け入れることをさせる。あるいは哲学的に、あるいは宗教的に死に直面させる。臨死患者が死に対峙する方法はいろいろあるわけです。どれを選ぶかということを私たちは考えます。

がんの病名の告知は、アメリカでは一九五〇年から始まり、ほとんど九〇％は告知するのですが、日本は遅れて、一九七〇年でも二〇％ぐらいでした。日本では家の人が当人に言わないでくださいと言う。アメリカは当人に告知して、家の人に知らせていいかどうかを当人に聞くんですが、日本は逆で、当人をほったらかしている。そしてお医者さんは、「奥さんに言うとすぐ涙が出て当人にわかるから、長男に言う」、と言うのです。そういうような間接法でやっていました。最近は日本でも当人に告知するのがほとんどとなっています。

本当は身近にいる奥さんが先生と相談して、こうだと、本当のことを告げればいい。これ以上は手術はできない、化学療法ができないから、残る半年、三カ月をどうしようかという設計を一緒にすべきなのです。

今、がんの専門病院であっても必ずしもホスピスがあるとは限らないので、診断してだめだったらもう、聖路加国際病院にでも行きなさいと言って回されてきたりします。

「先生、どれぐらいもつんですか」と聞かれ、「まあ二週間ですね」と若い先生ははっきり言ったりします。患者は二週間だと言われて、一週間もたつともうどうしようもない思いに駆られます。一方、二週間だと言った若い先生は、二週間で死んでくれれば自分の診断が確かであることが証明できる。(笑）それが延びるのはどうもおかしいなと言うんです。若いお医者さんは自分の診断どおりになってほしいんです。

ところがベテランの先生は、自分の診断がむしろ外れてほしいという気持ちで患者さんに言うわけです。いつ亡くなるかということは経験があればあるほど言えないものです。だから、例えば「クリスマス、あるいはお正月を家族と一緒に過ごしたい」、とか、「孫の結婚式に出たい」、ということを私たちはお聞きして、「それに出られるように何とかしましょう」と言う。ある時、若いカップルに、「結婚式を三カ月ぐらい早くできませんか」と言ったら、「もうできちゃった結婚で一カ月後に子供が生まれます」、ということもありました。

熟練した先生は、あとどのくらいかという日にちを言うことが非常につらいし、はっきりしたことが言えない。そのような場合には漠然とした情報は与えないほうがいいんです。間違いない情報であればいいけれども、漠然とした情報はとてもその人を悲しませる。そういう告知の訓練をするためには、医学生のときからホスピスに出入りして、先輩のお医者さんから実地で学ぶ教育が必要なのです。

患者への態度

「恐ろしいのは死そのものよりも、むしろ死に付随するものだ」ということを、二千年前にセネカという人が言っています（「書簡」二四）。死そのものでなしに、未知なる世界に行くということはどういうことかがこわいということです。

図3にあるように、患者へのケアは患者一人一人によって個別的なものです。この人のがんの末期とほかの人の末期は個別的であって、患者へのケアはサイエンスに支えられたアートであると、私は言っています。意味はどういうことかというと、つまり音楽も絵画も作詞も作曲も絶えざる修練が必要であるように、患者への私たちの言葉や態度はやはり修練を要するということです。学生のときからそういう雰囲気の中で先輩から学ぶことが必要です。

図4に紹介する「人間は、そしてまた医師も二つの世界に属する」という言葉は私の尊敬するユダヤ系の哲学者のマルティン・ブーバーのものです。私がハイジャックにあった「よど号」から帰ってきたのは五十八歳のころで、私の人生の転機のときです。帰ってからブーバーの本『我と汝』を読んで、こういうことを学んでいます。イッヒ・ウント・エス（Ich und Es）というドイツ語は「私とそれ」という意味で、患者をクールに見ることです。医学的な面からのみ見る。しかしイッヒ・ウント・ドゥ（Ich und Du）というのは「私とあなた」という関係から患者を見ることで、対象を「それ」と見ることと、「あなた」と見ることとでは見方が変わってくるということです。温かい心をもって見なければなりません。

ある患者へのケアは水が器に沿うように、患者一人一人によって個別的であり、固有なものでなければならない。患者へのケアは、サイエンスに支えられたアートである。

このアートの技を獲得するには、たゆまない修練を要する。音楽も、絵画も、作詞、作曲も、絶えざる修練が繰り返され、それに経験が加わって上達する。医学も看護も同じである。

日野原　重明

図3

人間は、
そしてまた医師も
二つの世界に属する
したがって、二つの自己を持つ

Ich と Es ………… Cool head

Ich と Du ………… Warm heart

Martin Buber　(1878-1965)

ユダヤ人哲学者、その「対話」の概念は、近世的自我哲学を超克する新たな方向を示すものとして、多方面に大きな影響を与えた。主著に『我と汝』がある。

図4

例えばがんの学会があって、発表をする。よく見落とされるがんとしては膵臓のがんが多いのです。人間ドックに入っても膵臓の検査はあまりできないですから。どうもやせてきた。胃も何ともない、腸も何ともないという人が時々膵臓のがんであることがあります。膵臓のがんの一〇〇例を学会で発表したいときに、九五例あってあと五例で一〇〇例になるというとき、今日の診察に膵臓がんの人が来ないかどうかと半ばそれを期待して待っていることがあります。膵臓がんが疑われる人はすぐ入院させて精密に検査して、そしてそのケースに加えたいというのですから、タカがえさを探すように自分の研究対象となる患者はウェルカムですぐ入院をさせる。

ところが先生の奥さんとか、自分の孫とかあるいは子どもとか、親しい親友がそこに来たときには、私の診断が間違ってくれればよいと思うような祈りの気持ちで診察をする。ケースが欲しい場合にはやたらに検査をしたりして、まるで態度が変わってしまう。天使のような本当に思いやりのある気持ちを持っている「私」と、鬼のようなデビルのような「私」が、医者の中には共存しているとブーバーが言っているわけです。

患者への言葉

患者が、「もう死にたい」とホスピスで言います。そのときには何とも言えないから、うなずきながらただ聞いてあげるのか。「もういいんだから終わりにしたい」と言ったときに、「そんなことは言わないで散歩にでも行きましょう」と言ったり、「そんなことを言わないで頑張りましょう」と言ったり、「心配しなくてもいいですよ、もうすぐ終わりのときが来ますよ」と言うのか。「あなたは死にたいと思うんですね」と相づちを打ったり、「人には与えられる時があるんですよ」という哲学的なことを言うなど、いろいろなやり方があります。

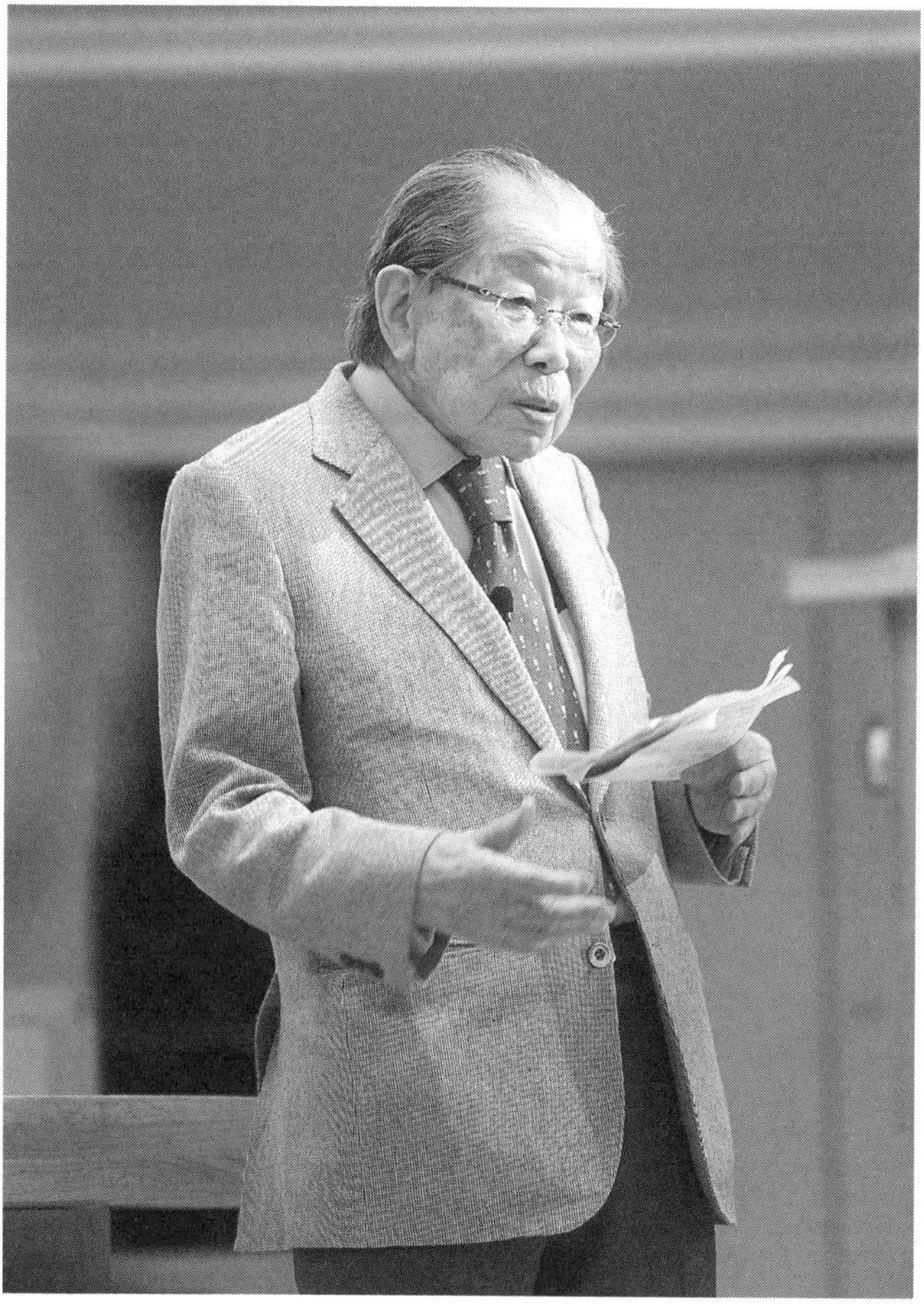

もう私は死にたいと患者が言うときに、その受け皿の言葉をどうするかは、その人をよく理解しないとひどく難しい。言葉の奥に含まれている恐れ、恐怖、そういうものをくみとらなければならないからです。

ホスピスに入った患者には、経験の浅いナースはあまり答えられない。どう言っていいかわからない。死が近い患者への対応は大変難しいことであるから、これはやはり専門に勉強したナースやあるいは訓練された医師が担当しなくてはならない。ところが専門に勉強するナースや医師が少ない。そういうことが大きな問題です。

平塚市外に私が理事長を務める財団が運営するホスピス、「ピースハウス」があります。ある人がそこに入院しました。この人は独身で見舞いに来る人がいません。だんだん病状が悪くなるのだけれど、「私はいつまで生きられるんでしょうか」と聞かれたのです。この人は春までは何とか生きたいと言いましたから、私はチューリップの球根を買ってきて、「あなたの部屋の前の芝生に植えて、そこに水を毎日かけなさい」と言ったのです。

芝がやっと青く色づき始めました。がんを病む彼女はこれまで伊豆の旅館で働いていました。彼女がここに入院したのは昨年の秋のこと。彼女は骨に転移する乳がんを持ちながら、ピースハウスに人生の最期のすみかを求めたのです。「いつまで私の命は許されるでしょうか」と、彼女は私に尋ねました。「そうね」と私は答えて、五月に咲くチューリップの球根を花の好きな彼女に渡しました。「何色かわからない、この花が咲くときあなたは初めてそれがわかるでしょう」と私は彼女に言いました。

彼女は毎朝痛む足を引きずりながらも、球根を植えた花壇に水をやり続けました。

三月になると、彼女はこの庭に車いすでやっと出られた。四月になると庭の桜が咲き始めた。チューリップの球根からは芽が出てどんどん成長していった。車いすで近づいた彼女には、一本足で揺るがずにしっかりと立っている若者の足のような一枚の分厚い緑の葉っぱが土の表面から長く伸びてくるのが見えました。チューリップの球根を育てた人はわかりますが、茎が出ないで葉が出てくるのです、非常に強い葉が。つぼみを支える茎はまだ地下に深く隠れている。彼女はチューリップの花が咲く季節を頭に描いて、その日まで生き続けられるようにと祈っていました。春を待つ彼女は、雨のない日には水を注ぎ続けました。だがそれもできなくなり、彼女はこの世を去っていきました。

チューリップの花の満開の五月には、彼女は天国のチューリップの園に立って、色の知れない彼女のチューリップの花を探し求めるのではないでしょうか。その姿を私は心に思い浮かべながら、春雨の間の晴れる空を待つ。このエピソードを詩にしました。紹介します。


つまりあなたはどこまで生きたいかというときに、言葉で言えない。だからこの球根が花をつける日を待ちなさいと私は言って、あえて彼女の生きる気持ちをそぐようなことは話さなかったのです。

おそらく彼女は天国に行って、私の球根は何の色かしらと花園で探しているのではないかと思います。

ホスピスの病室の窓から

芝がやっと青く色づき始めた
がんを病む彼女には両親はなく
一人暮らしで伊豆の旅館で働いていた
彼女がここに入院したのは　昨年の秋のこと

彼女は骨に転移する乳がんを持ちながら
ピースハウスに人生の最後の住み家を求めて入院した
「いつまで私の命は許されるのでしょうか」と
彼女は尋ねた
「そうね」と私は答えて
五月に咲くチューリップの球根を
花壇の好きな彼女に渡した

「何色かわからない
この花の咲く時
あなたは初めてそれがわかるでしょう」
と私は語った

彼女は毎朝　痛む足を引きずりながらも
球根を植えた花壇に水をやり続けた
三月になると　彼女はこの庭に車椅子で出るのが精一杯になった
四月になると　庭の桜が咲き始めた
チューリップの球根からは芽が出てどんどん成長していった

車椅子で近づいた彼女が見ると
一本足で揺らがずしっかり立つ若者の足のように
一枚の分厚い緑の葉っぱが
土の表面から長く伸びている
つぼみを支える茎はまだ地下に深く隠れている

彼女はチューリップの花が咲く季節を頭に描いて
その日まで生き続けられるようにと祈っていた

春を待つ彼女は雨のない日には水を注ぎ続けた
だがそれもできなくなり
彼女はこの世を去っていった

チューリップの花が満開の五月には
彼女は天国でのチューリップの園に立って
色の知れない彼女のチューリップの花を
探し求める

その姿を私は心に想い浮かべながら
春雨《はるさめ》の間の晴れる空を待つ

（『いのちの哲学詩』、ユーリーグ、二〇〇五年）

おわりに

どうかこの地帯にホスピスがつくられて、地域の人に役立ちますように。そしてそこに働く人たちは、「いのち」とは何であるかということを勉強する教養的な課程を重視して学んでほしいと思います。大学では教養に重点を置いて学び、そしてその教養が高くなったらさらに大学院に進んで専門的なことを学び続けてください。大学は四年間で済むものではありません。私がアメリカに留学の年（一九五一年）にキャンサス大学を訪れたとき、アメリカの医学校はいわゆる四年のカレッジを卒業してから進学するのですが、そこで“Not 4 years, but 40 years”つまり、医学は四年ではない、四〇年だと校門の上に書かれた文を見ました。日本では「卒業する」、業を終えると言うのですが、アメリカでは“commencement”（開始、始め）と言います。卒業式は“commencement exercises”と言います。卒業後のこれからが本番だというわけです。どうか聖学院大学では、大学を出てからが本番だという生涯教育、大学教育をぜひやってほしいと思います。

この地域の中に大学の存在がどれだけ大きな意味を持っているか、そして地域の人に支えられているかということを考えてほしいと思います。

そして公開講演などがあるときには、皆さんには事前にちゃんと知らされますから、ぜひ参加してください。それにしても無料とは安すぎますね。（笑）先日、東京のホテルで開催した私の講演会の入場料は五千円でしたが、千人集まりましたよ。クッキーとお茶が出ただけですが……。これから大学はもっとお金を取って、そしてホスピスに寄付していただきたいと思います。これをもって私の講演を終わります。

（二〇〇八年十一月七日、聖学院大学チャペルで行われた聖学院大学創立二十周年記念講演会での講演（「さいたまにホスピスをつくる会」・財団法人ライフ・プランニング・センター「新老人の会」共催）に加筆）

いのちの教育

――生きがいと時間――

日野原　重明

みなさん、よくいらっしゃいました。きょうの講演会は「こども心理学科」を創設された記念として計画されたとうかがっています。次の時代を担う子どもたちが健康に成長していくためには、子どもたちのこころの健康も重要です。その大切な子どもたちの心を学ぶことができる「こども心理学科」がつくられたことに敬意を表します。多くの大学がある中で、子どもの心理を学ぶことができる大学は数少ないのではないでしょうか。子どもたちが主体となる場で、こころのコミュニケーションができる方々が輩出されていくことを期待します。

はじめに

親子の絆

さて、東日本大震災の被災地でいのちをつなげる「絆《きずな》」ということばが大切な言葉とされてきました。では「最も強い〝絆〟は何か」。それは「親子の絆」です。

子どもは、母親の胎内にいるときは、へその緒から酸素や栄養を受け取っています。さい帯を通してのコミュニケーションによって母と子はつながっています。また、胎児が成長すると、お腹にいるときもお母さんの心音や話す言葉は聞こえています。生まれてからは親子のコミュニケーションをどんどん豊かなものにしていく必要があります。親子でたくさん話をして、一緒に笑ったり泣いたり、感動できる時間を持つことが大切です。

いま、親子の間、兄弟間、夫婦間に共通の思いがなくなっているのではないでしょうか。家庭の習慣の中で、自分以外の「他者」にも心を寄せる感性が育つのです。他人の喜びや痛みにも共感できる心の幅を広げていくことが大切だと思います。家族間のコミュニケーション、絆を強めることなくして、世の中にぬくもりは回復しえないと思います。

福沢諭吉は明治十一年に「ほんとうの教育の場は学校ではなく家庭である」ということを言っています。また「学校は教えるところであるが、家庭は学ぶところである」とも言っています。教えられて学ぶのではなくて、自然に身につける環境、それが家庭なのですね（「教育の事（『福沢文集』巻之二）」中村敏子編『福沢諭吉家族論集』岩波書店、一九九九年）。

ですから、三世代が一緒に食事するとか、一緒にお芝居を観るとか、一緒に旅行する、そういう学校以外のところでの教育を大事にしてほしいのです。例えば「いのち」について触れた小説や戯曲には、人生を変える力を持つものもありますから、親子三代でそういう作品を読んだり観たりして、「死」についても、タブーとしないで話し合うといったことが大切です。それが、豊かなこころを育てることになるのです。

日本の医学教育

私は音楽が好きでピアノも弾きます。医学と音楽はとてもよく似ています。音楽家による楽器演奏はパフォーマンスと呼ばれます。では、医師のパフォーマンスとはどのようなことでしょうか。

優れた演奏には、いわゆる楽理といわれる音楽の理論的解釈と、作曲された楽譜、そして質のよい楽器と演奏者の高度なテクニックが必要ですね。けれども、それだけでは聴く人を感動させることはできません。いちばん大事なことは、それらをもとにしてどのように演奏者がその音楽を奏でるかという演奏のパフォーマンスです。つまり、演奏家のアート（技《わざ》）とは、音楽理論と楽器・楽譜を高いレベルの技術で統合して演奏することで人を感動させることができるのです。

それと同じように、優れた医療には深い医学知識と質の高い検査データ、そして治療のための薬、高度な医療機器などが必要です。けれども、やはりそれに劣らず大切なのは、それを適用する医者のパフォーマンス、つまりアートなのです。医者の行うアートとは、医学知識や検査データなどを統合した上で病人にタッチして癒やすパフォーマンスだと思います。

もともと医学は「art of medicine（アート・オブ・メディシン）」と呼ばれてきました。私の尊敬するカナダ人医師、ウィリアム・オスラー（William Osler）先生（一八四九―一九一九年）は、「医学はサイエンス（科学）に基礎をおくアート（技）である」と言っています。

古代の医学には、サイエンスはほとんど存在しませんでしたから、医術は個人のパフォーマンスとして提供されていました。それこそが癒やしのアートでした。しかし、その後の医学の発展によって次第にサイエンスが強調されるようになり、二十世紀後半には科学重視の傾向が増してきて、アートによって得られる「病む人間への癒やし」が軽視されがちになりました。現在はその反省もあって、「いのちの質」が問われる医療にも目が向けられるようになってきました。

いかに科学が進歩しても、医学はサイエンスに裏づけられたアートに変わりがないことを、臨床医は忘れてはなりません。医療現場にあっても、患者さんそれぞれの気持ちや心、そして人間が人間として存在するために不可欠な文学、芸術など、あらゆるものを媒体として用いた治療が行われなければなりません。

しかし、サイエンスとアートの両方を学ぶ医師はそう多くはありません。日本では医学部でもアートを勉強しない人が医者になります。医者になる人間にはサイエンス以外に、その中に宗教までも含めての人間性を考える大切なアートが必要です。そのアートを学ぶコースがなくて、解剖、生理・生化学、細菌学などを学ぶのが日本の医学です。ですから医学部に入りますと、学生は早く解剖や生理や薬理を習いたいですから、教養を教える課程の出席者は少ないといわれています。せっかくアートのクラスがあっても出席をとらない国立大学の医学部では一〇〇人の学生中二〇—三〇人しか出席しません。学校のほうもそれはなくてもまあいいからという状態で、医者になるわけです。

医者は自分が病んだ経験があるとは限らないわけですから、病む人の心と体を本当に理解することはできないかもしれません。患者に使う言葉、タッチの方法なども大学では全然習っていないことが多いのです。ですから、わずか二年間の卒後の研修がありますけれども、どうすれば診断でき、どうすれば注射が上手になるかを習うだけで、患者との言葉によるタッチのし方には未熟なものがあります。『新約聖書』のヨハネによる福音書の冒頭に「初めに言（ことば）があった」とあります。神様と人間との関係の間にも言葉、ロゴスが必要です。人間と人間との関係にもロゴスが必要です。そういうことを今の医学教育はやっていないのです。私は百歳を超えましたが、四年間のリベラルアーツのカレッジを修了した人が大学院大学としてメディカルスクールに行くという、アメリカにあるような八年制の医学校をどうしてもつくりたいと思っています。

日本では国際基督教大学とか、宮崎国際大学にはリベラルアーツのコースがあります。リベラルアーツの中にも生物学をやるとか、統計学をやるとか、サイエンスはありますけれども、宗教も含めてもっと深い人間のアーツというものを理解してから医学校に入るようなアメリカ式のものは日本には一つもありません。よい医者をつくるためにはどうしてもそういうリベラルアーツを体得しなくてはならないという意味で、それにはこれから先十年はかかります。私はそのような医学の大学院大学をつくりたいのです。百歳を超えた私が百十歳まで何とか長生きをしたいというのは、そういうゴールがあるからです。

そこで、どうすれば私が百十歳まで健康を続けていけるかということです。自分の体験的なことを言うと、まず食事に重点を置くということです。人間が病気になる本元は食事のし方が間違っているということ。一言で言えば、三十歳のときの体重を生涯ずっと維持するようにすればいい。私は肥満体質なので、六十歳以降に三十歳のときの体重、腹囲を保つようにカロリー制限を続けています。長生きにはお金はあまり要りません。カロリーを制限して、自分の三十歳のときの体重をもとにして、そこから増えないようにすればメタボリック症候群が原因となるような病気には一切関係ないというわけで、お金もあまりかからない。今日、せっかく市民の方が集まられましたから、私の長寿の秘訣は、まず体重の自己管理が大切で、しかもお肉や魚を食べる前にまず野菜サラダ、それも長寿に必要なビタミンBを含むブロッコリーなどを食べることが最も効率的であるということをお話ししておきます。

いつくるかもしれない「いのち」の喪失

東日本大震災の被災地で

さて、今日の話に入ろうと思います。私は二〇一一年の五月五日に宮城県の南三陸町を訪問しました。そこの志津川病院という公立の病院が津波の被害を受け、患者、職員あわせて七四名が犠牲になりました。海岸から三〇〇メートルのところにあった五階建ての病院です（写真1）。そこの内科部長に案内されて行きましたが、みんな流されてレントゲンの機械もベッドも何もない。私はそれを見て、テレビで見ていることと実際にこの目で見るのは違う、やっぱり現場に行かないとわからないと思いました。その後いろいろな避難所を訪れました。

なぜこの病院で大きな人的被害が出たかというと、間違った情報を人々が持っていたからです。一九六〇年にチリで大地震があったときに、この南三陸町にも津波が襲来しました。けれども、そのときの津波の高さが二・八メートルでした。だから二階に逃げればいいと思っていた。これが間違った情報です。

日本では、もう二千年も前からずっと地震や津波が日本のどこかに必ず起きていたのです。ここは来ないだろうというところはありません。日本列島がそういう地盤、プレートの上に乗ってそれがずれるわけですから、どこにでも起こりうるのです。どこまでの防潮堤ができればいいか、この計算の

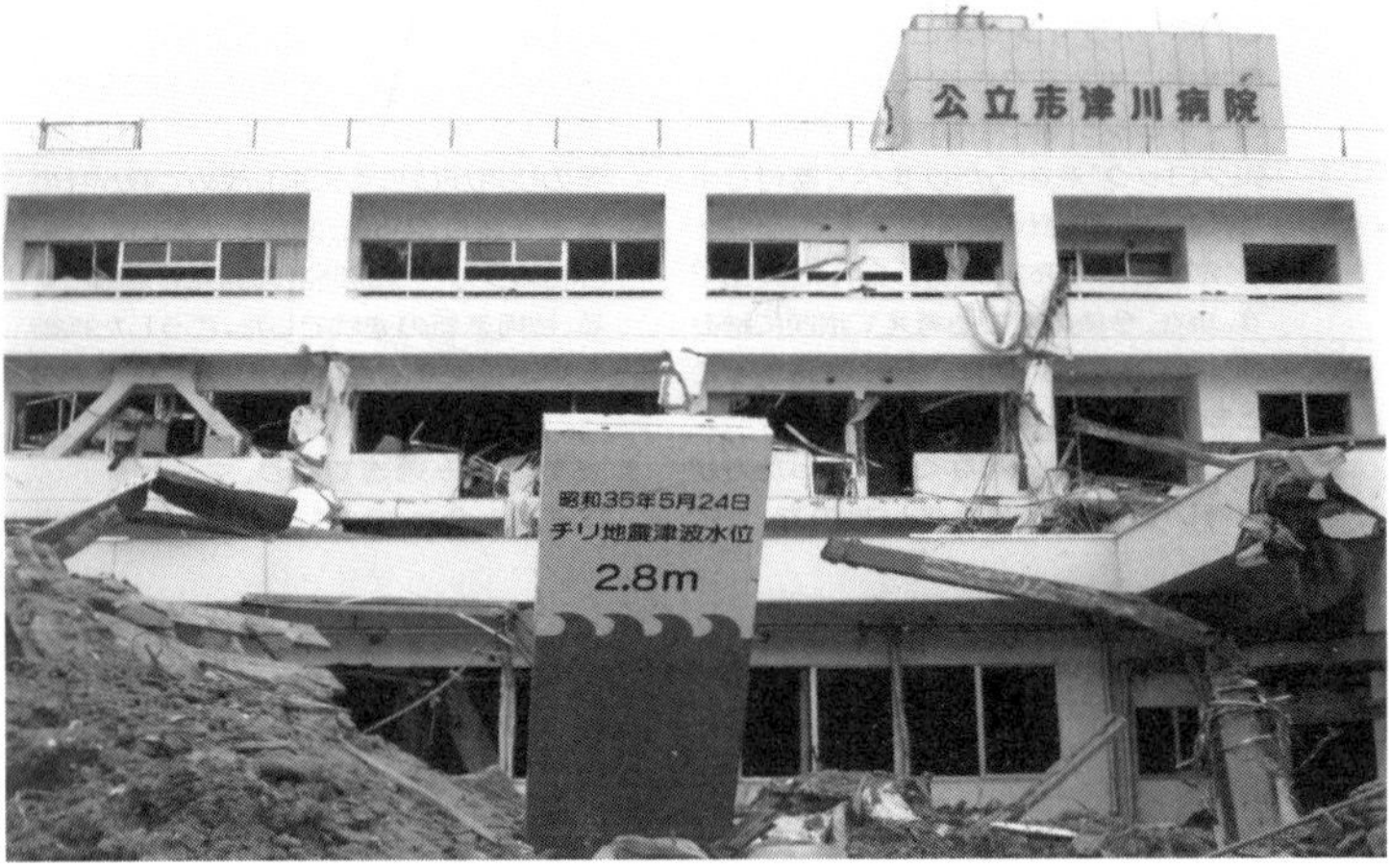
公立志津川病院
昭和35年5月24日
チリ地震津波水位
2.8m

写真１　宮城県南三陸町　公立志津川病院

し方を科学的に出すことはできますが、この地域の人は間違った情報を持っていたのです。

　ところが実際は、津波はこの四階まで入っている。四階から五階の図書室や屋上に逃げることができた人、ベッドから抱かれて行った人だけが助かって、ヘリコプターで助けられたということです。正しい情報は本当に大切です。日本の二千年の歴史に繰り返し大きな災害があったわけですから、日本ではいつどういうことが起こるかわからないという考えから、今後の対策を考えなくてはならないのです。

　病院から町を見たのですが、何にもない。写真２に見える川、これはもとからある川ではありません、自然に川ができたのです。一万七千人の町が一瞬にしてなくなったその現場を見て、愕然《がくぜん》としました。

　南三陸町を訪れた後に歌津中学校の避難所に行きました。天皇陛下、皇后陛下がヘリコプターで近くの町におりて、ここの避難所に来られた、その一週間後に私はたまたま行きました。天皇陛下が来られ

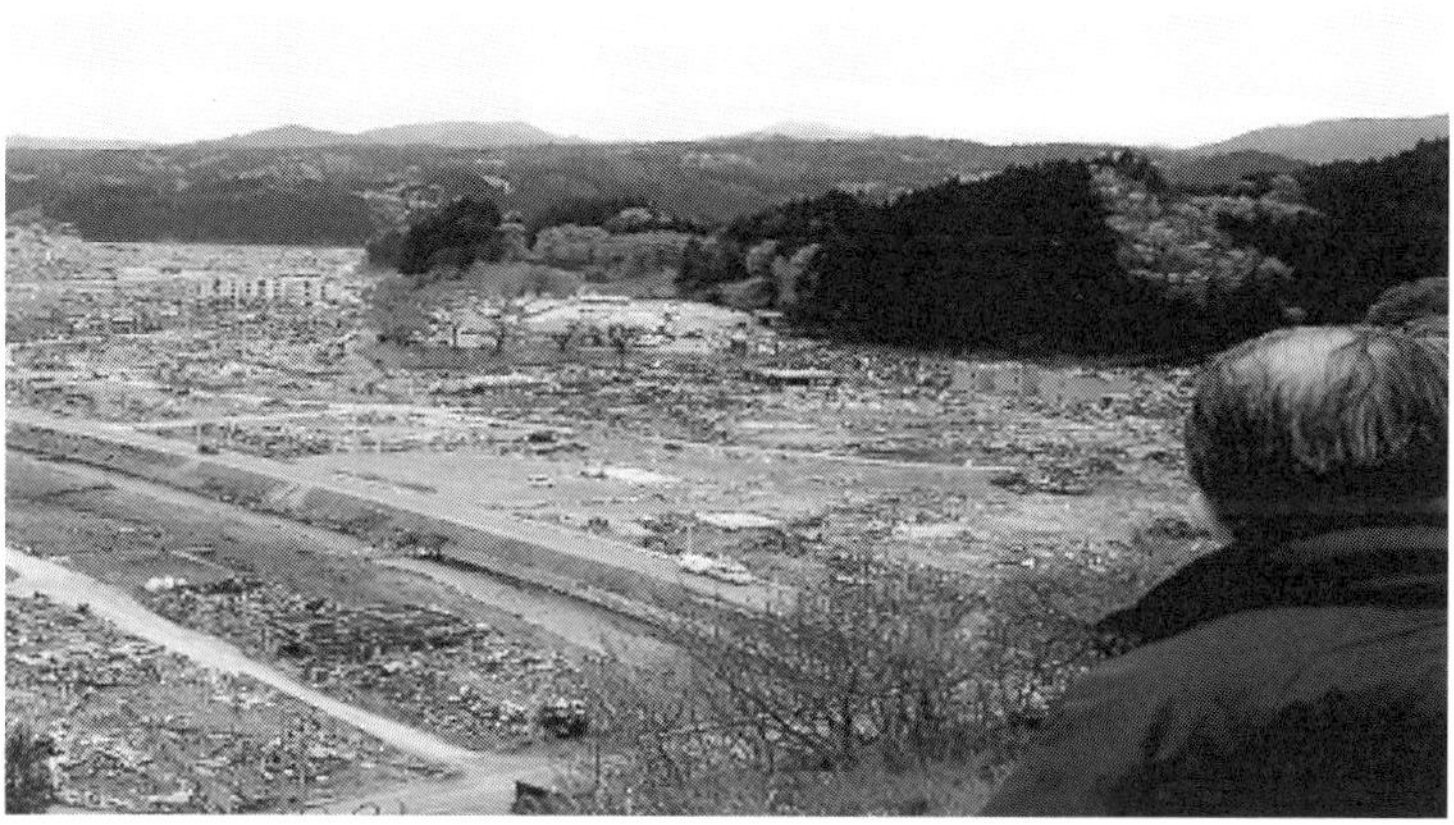

写真２　志津川病院から海の方向を見る

たときは、みんな準備をして大変だったそうですが、私は知らせないで突然行ったわけです。

テレビの密着取材のカメラマンが私についておりまして、「日野原先生が、皆さんの前に来られました」と言ったところ、「きゃー、百歳近い日野原先生がこんなところまで来られた」と大騒ぎになりました。そこには男性が四、五人と、十数人の女性が避難をしておられましたが、私はこのグループに入って、「皆さん、大変なことになりましたね」と話しかけました。そのときに、そこに集まってきた女性たちの目を見て、その手をとって、この南三陸町の復興には女性が頑張らないとだめだ、ということをはっきり言いました。女性たちの輝く目、力のあるまなざしを見たときに、日本はこのような女性がいれば大丈夫だという感じがいたしました。

ところが世界の国のうちで、日本ほど女性の議員が少ない、大臣が少ない、いわんや総理大臣や大統領がいない国はありません。文化国家で日本ほど男性に活躍の場が占められている国はないのです。これではどうしようもないと思っていました。しかし被災に負けない彼女たちの強いまなざしを見て、こういう方々が日本を盛り立ててくれるという実感を持ちました。

東日本の震災では、一年後の二〇一二年三月一日の統計では死者がおよそ一万六千人、行方不明が三千人、避難者が三四万人。行方不明の約三千人というのはおそらく亡くなっているでしょう。ですから、死者は約二万人となります。こんなに多くの人が死んだ。しかしこのような自然の大きな災害ではなくて、人間が起こして人間が殺し合っている世界の現状があります。戦争です。日本では広島の原爆では一六万人が、長崎でも九万人が死んでいます。

強い国は核兵器を持っています。アメリカ、フランス、英国、インド、パキスタン、みんな核兵器を持っていますが、核兵器がなかった北朝鮮が核兵器を持つようになると、持っている国がノーと言います。自分たちは核兵器を捨てるから、北朝鮮も持つなと言うのであれば北朝鮮も納得するかもしれませんが、数多い核兵器を持っている国々が、核兵器数の制限はしても、捨てないままで説教しているのですから、これではどうしようもありません。今の世界の政治はそういう状態になって、どうも解決のめどが立たないというのが現状です。

日本は日米安全保障条約ができたために、せっかく武器を全部捨てたと憲法で謳《うた》っているにもかかわらず、自衛隊を持ち、自衛隊に核兵器が使えるような訓練をやっている。これでは憲法がもう破れている状態です。日本が再び軍隊を持つようにしようとするのが、今の政治家の大半の声です。両議院で総議員の三分の二が賛成をすれば、国民投票にする。国民投票で半分以上が賛成すれば、憲法を変えて軍備を持つことを堂々と言える、こうなろうとしているのです。私は今の十歳の子どもを、何とか十八歳になったら選挙権（現在二十歳以上）がとれるような運動も続けながら、八年後にはその子どもたちが戦争放棄のために国民投票でノーと言う教育をしなくてはならないと思っています。〔二〇一〇年五月十八日施行の「日本国憲法の改正手続に関する法律（憲法改正国民投票法）」で、国民投票の投票権は成年被後見人を除く、年齢満十八歳以上の日本国民が有することとなっています。〕

私は、今日も聖学院小学校で、子どもたちに平和の話をしました。そのためにいじめをまずなくすこと、人を許しながら本当に仲よくすることを私はずっと小学校を回って話しています。いじめで自殺する子が出ているわけですから、どうにかしなくてはならない。

キリスト教の「主の祈り」、山上の垂訓にある「自分の過ちが許されるように、人の過ちも許しましょう」という許しの精神を徹底することがなければ、私たちにこの争いを回避する方法はないことを非常に強く私は感じています。

「いのち」の喪失の原因

「いつくるかもしれない「いのち」の喪失」の原因をまとめてみました（図1）。

原因の第一は病気です。診察を受けたところ肺がんが進行していることがわかり、もうどうしようもない、ということがあります。日本では毎年三四万人の人ががんで亡くなっていますが、男女ともに肺がんがトップとなっています（男四万八六一〇人、女一万八二三八人。『二〇一〇／二〇一一国

いつくるかもしれない「いのち」の喪失

1．病気（がん、その他）
2．交通事故、乗り物の事故（尼崎の西日本ＪＲの脱線事故、豪華客船タイタニックの沈没）
3．天災（地震、津波）
4．人災（原子力発電所の事故）建物内の出火、放火
5．自殺、他殺
6．戦争

図１

民衛生の動向』）。その一つはたばこを吸うからです。肺がんの半分は遺伝子によるものです。私の家内はたばこを吸わないのですが、二〇年前に肺がんになって手術を受けました。日本人の肺がんを半分にするには禁煙をすれば解決されますが、それがなかなかされていません。

第二は交通事故です。二〇〇五年には尼崎のJR西日本の福知山線脱線事故がありました。それから豪華船のタイタニックが北大西洋で氷山にぶつかって沈没して、今年がちょうど一〇〇年になります。潜水艇を使って、一〇〇年前のタイタニックがどうなっているか調べられています。海底に潜ってみると、鏡や食器などの金属がぴかぴか光っているそうです。私は一九一一年に生まれましたが、タイタニックの事故が起こったのは一九一二年です。今年がちょうど一〇〇年になります。そういう事故が今後も起こりうるのです。

そして、第三に天災。先ほど言った地震、津波などの天災です。

第四に人災。人災というのは例えば今回の福島原子力発電所の事故もそうです。これは人間の知恵で起こらないように

することができます。しかし日本だけではだめです。石油はない、石炭もないような地で電気を発生させるには水力発電以外にないとなると、何かをエネルギー源にしなくてはならない。原子力は一番エネルギーになるのだけれども、それだったらどうすればこの事故を起こさないかを世界の科学者が全部集まって、その保証のもとにそれをやらなくてはならない。だから、これは国際的な一つのプロジェクトとして考えなくてはならないわけです。

第五に自殺と他殺。二〇〇九年のＷＨＯのデータで人口一〇万人あたりの自殺者数を見ると、日本は自殺が世界で五番目に多かった。一番多いのは韓国で、それからリトアニアでした。日本の自殺者の数は交通事故の死よりもはるかに多いのです。年間の自殺者は一九九八年からずっと三万人を超えています。秋田県は自殺率が高かったので、県として運動を始めました。年をとった老人が一人で生活しないようにだれかが見守ること、経済的な援助をすることなど、秋田の県知事さん、市長さんは懸命になっています。日本一の数がやっと下がってきましたから、運動の効果はあると思います。

最後に戦争。何よりも悪いのは戦争です。理由は何であっても、戦争は避けなければならない。軍隊だけの殺人ではなく、市民の被害のほうが多い原子爆弾のようなことです。二〇〇一年に発生した九・一一テロに対してはアメリカのブッシュ大統領が反撃を宣言しました。その報復によって、アフガニスタンやパキスタンの無関係の一般市民がたくさん死んだ。だからテロがやまないわけです。今度からやるなよと言えば、テロは終わってしまったかもわからないけれど、その許しがなかったためにテロはずっとこれからもまだまだ続いていくでしょう。

人間の行動力はどこからくるか

さて、それでは世界の平和のために私たちは何ができるかを考えてみましょう。「人間の行動力はどこからくるか」ということです。行動を起こさせるには次のようなきっかけというものがあります（図2）。

ある事件にあって「目からうろこが落ちる」と言います。この目からうろこが落ちるというとんでもない表現は、『新約聖書』にあります。「サウロの回心」と言われる話です。イエスが亡くなった後で、ローマ帝国はキリスト教を弾圧した。その弾圧の実行のためにサウロという青年が権限を委任されてダマスコという所に向かいました。そのときに突然天から光が差してきて、サウロは倒れ、急に目が見えなくなった。「サウル、サウル、なぜ、わたしを迫害するのか」という天からの声が聞こえた。サウロがダマスコで迫害しようとしていたアナニアという人にイエスがあらわれて、サウロのところにつかわした。そのことによってサウロの目が見えるようになった。サウロは三日間の失明後に今度はキリスト教を布教する側に回る決心をしました。これが聖書に記されています（使徒言行録九章一―一九節、二二章六―一六、二六章一二―一八）。

私たちは何かの事件にあう。その何かの事件にあったときに、目が覚めるという発想があるのです。皆さんもいろいろな不幸な事件、会社がつぶれるとか、事故にあったり、津波にあったりしたときに、

人間の行動力はどこからくるか

1．ある事件に遭い、目が覚める（目からうろこ）

2．あるモデルに会う（エネルギーをもらう）

3．生活や環境が変わったときに、思い切って新しい発想で自主的に行動する

4．つらかったこと、困難なこと、不幸が、新しい人間をつくる

図2

そのときにやっと気づきが来るのです。遅くはあっても、その気づきが来たときに、どういうふうに自分が立ち上がるかということを考えなくてはなりません。

また、「辛かったこと、困難なこと、不幸が、新しい人間をつくる」ということがあります。

順調にいっているときには、人間としては大きく成長することは難しいことがあります。塾に行って名門の高校から国立大学に入るというように、とんとんといった人は、他人に対する思いやりがない冷たい人間になってしまうことがあります。浪人を二回、三回もやった人は、落ちた悲しみを持っています。浪人をした人は、その悲しむ人に寄り添ってサポートすることができるわけですから、そういう体験をすることも人間としては決して無駄ではありません。

私は十歳のときに急性腎炎になって、一年間運動をとめられました。サッカーが好きで、運動が得意な小学生でした。しかし、サッカーをとめられ、運動をとめられたときに、母が「重明にピアノを習わせてあげよう」と言ってくれ、四年

間プロのピアニストに習いました。それで、中学に入ったときにはショパンやモーツァルトやドビュッシーなどを弾くことができるようになりました。私が腎炎にならなかったら、こういうことはなかったわけです。

私たちは、いろいろな病気になったり、つらいと思うことがあったときに、そのことの背後に何かあって、そのことによって機会を与えられたのだと思うことがあります。これは聖書にもあります。神様はいろいろな試みをされる。だけど、それに耐えられるよう、同時に逃れる道を用意してくださるのです（コリントの信徒への手紙一　一〇章一三節）。

例えば山で遭難して、吹雪が吹いて道に迷ったときに、やみくもに行動すると道に迷ってしまうことになります。そのときには、穴を掘って、あしたまで抱き合って体を温めて死なないように待つことです。そうするとあくる日はお天気が晴れて、すぐそばに下山の道があったことがわかります。遭難をしたときには道が見えない。でも、神様はどこかに道を備えてくださるという信仰心があれば、私たちは耐えて待つことができるということです。待つことが必要です。

私は二十歳のときには肺結核になって、一年間休学しました。そのころは結核に対する化学療法はなかったために、できることは安静だけです。六カ月の間、寝たきりでトイレにも行けず、毎日三九度の発熱に苦しみました。そういう苦しみを越えて、一年後にやっと治ったときに、患者というのは身体的にも精神的にもつらいものだとよくわかったのです。私は患者を体験したのです。医者になる勉強をしているときに、苦しい病気を自分が体験したから、患者さんの体のつらさや心の悲しみはどんなものであるかを理解することができるのです。ですから、私が医者になるためには、病気になったことがよい体験だったと言えましょう。病気だから運が悪かったとあきらめないで、この与えられた試練をどうすれば生かすことができるかを考え、患者にお返しをしなくてはならないのです。

そういうことを、キリスト教では神様のグレース（恩寵《おんちょう》）、お恵みと言います。神様の恵みがあるのだけれども、そのときには私たちにはわからないのです。後になって、その恵みがあったということを初めて感じるのです。そういう信仰を私たちは持つことができるわけですから、医療関係の仕事をやる学生は、死なない程度の病気はやったほうがいいのかもしれません。患者の体のつらさ、腰の痛み、あるいは不眠の苦しみなど、いろいろなことが、本当に体験してわかるというわけです。

今回の津波にあった人は、自分がこういうことにあったために初めて自分というものを考えることになったでしょう。なぜ私が助かって、子どもが死んだか。なぜ私が助かって、両親は死んだか。津波が押し寄せるときに、津波に近いほうに立って早く逃げなさいと言わないで、自分が高いところにいて、早くいらっしゃい、いらっしゃいという立場をとったために、子どもが死に、年をとった親が死んでしまったという現実があるわけです。そのために生きのびた人は、生きのびたことに対するつらさや悩みを持っていることでしょう。どうしてああいうことを自分はやったのかと悔いている人がいます。一番津波に近いところにいて、学生に逃げろ、逃げろと言うのに必死であった、アメリカ人の若い中学校の先生が死んでしまったとか、身をていして中国から働きにきている人たちを助けたというニュースも報じられています。こういう悲しい経験の中にも、さまざまな教えがあるのではないかと私は思います。

人間は環境が変わったときに、思い切って新しい発想で自主的に行動できるようになります。つらかったこと、困難なこと、不幸が新しい人間をつくるのです。こういう出来事も私たちの学びとすることができるのです。

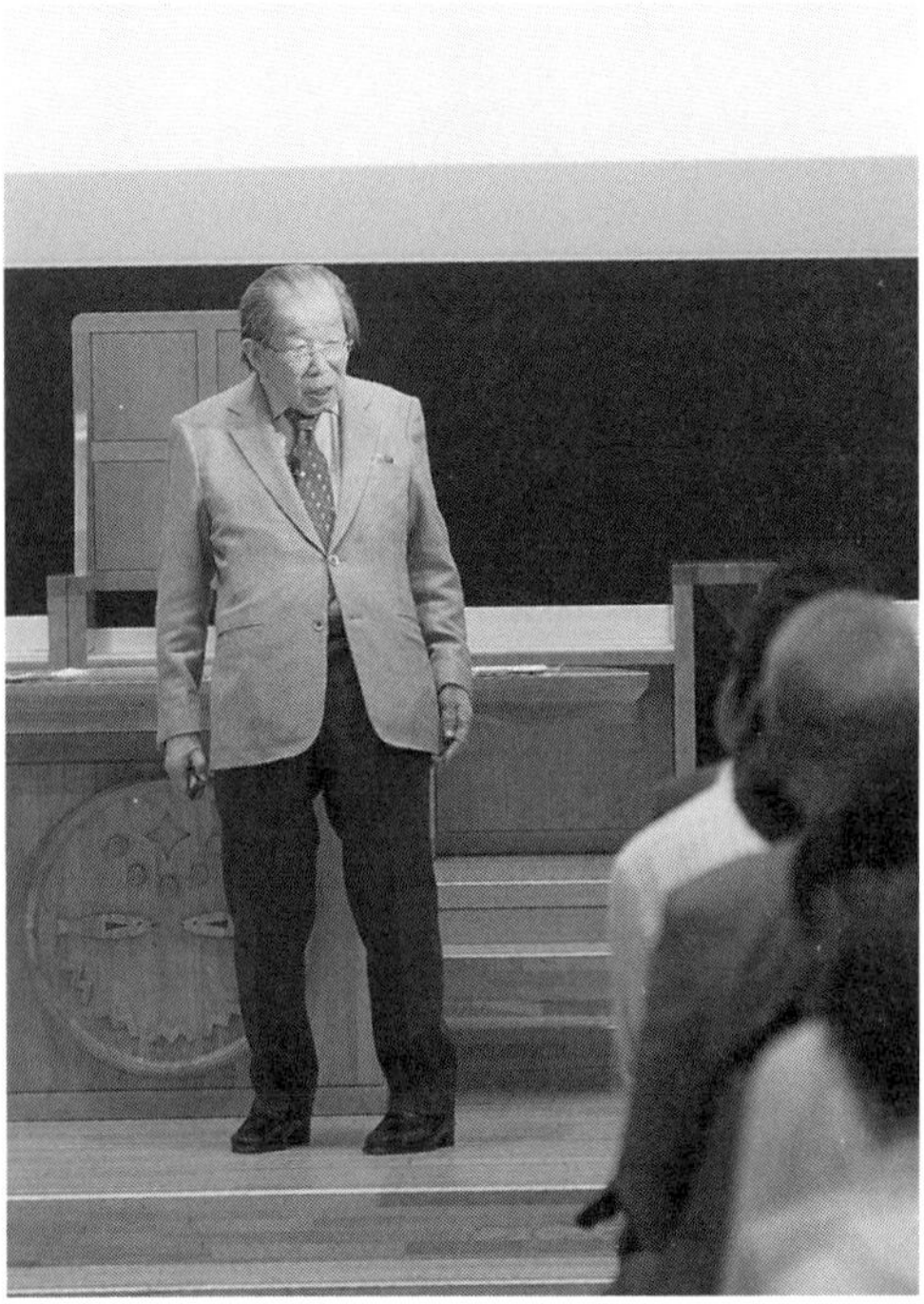

人生の試練の受け方

そこで次は、「人生の試練の受け方」ということについて話します。私たち一人一人が、また日本が、また世界が受けるさまざまの試練に耐えて、どう与えられた人生を生きがいを持って長生きできるかを考えなければなりません。私たちが人生を生きるときには、生きがいがなければ人生というものは、本当に充実したものとはなりません。何が皆さんの生きがいになるかをこれから考えたいと思います。

『読売新聞』が一九七九年と三〇年たった二〇〇八年に同じ質問、「あなたたちにとって『幸福』とは何か」というアンケートをとりました。「健康なこと」が一番幸福だというのは三〇年前も今も約七〇％で変わりがありません。その次に多いのは、「しあわせな家庭生活」で、これも約四〇％と非常に多いです。「良い友をもったり、人々と仲良くつき合う」が約二〇％。あとは「悩みのないこと」とか「成功すること」などが少しでした。幸福とは何であるかということを本当に考えたり勉強したりすることは今までなかったでしょう。

「幸福とは何か」を教えたのは、ブータンというネパールの隣にある王国です。今から七五年前のブータンの国王が、ブータンの国民の幸福は、産業が発達してＧＮＰ（国民総生産）が高くなるのではなくて、国民が幸福だと思う幸福感を持つことであるということを言い出して、ＧＮＨ（Gross

National Happiness（国民総幸福量）の増進をめざす政策をとりました。そのお孫さんであるワンチュク国王が、二〇一一年十一月に来日し、被災地を訪問して亡くなった人を弔ったり、慶應義塾大学や早稲田大学で、人間の幸福とは何であるかと講演されました。これは日本から招待されたのですが、ブータンの国王が日本に来られたことは、いろいろな意味で日本にプラスになったと思います。私たちに何が幸福かをもっと考えなくてはならないということを教えられたからです。

生きがいを持つ

キリスト教ではどう考えるかと申しますと、「人はパンだけで生きるものではない」とマタイによる福音書（四章四節）に書いてあります（図3）。パンだけでは生きられない。「自分の視野を広げ、与えられた自然に感謝し、慎みをもって日々を送る中で、蓄えた自分のエネルギーをどう社会に還元していくか。人知を働かせて生きることが大切だ」と思います。そういう意味で、私たちが自然に感謝することと、自分の持っているエネルギーを社会にどう還元していくかを考えることが大切だと聖書では言っているわけです。

『生きがいについて』という神谷《かみや》美恵子さんの本が、みすず書房から出版されています。神谷さんは一九七九年に亡くなりました。この人は、ハンセン病の患者や家族のために精神科のお医者さんになって、瀬戸内海の長島愛生園という施設で働かれました。今は治る病気になりましたし、伝染しない病気だということがわかってきたのですが、そのころにはハンセン病は治らない病気、さわっても

人は何によって生きるエネルギーを得るのか
（生きる上にもっとも大切なものは何か）

「人はパンだけで生きるものではない」
（マタイによる福音書 4：4）

自分の視野を広げ、与えられた自然に感謝し、
慎みをもって日々を送る中で、
蓄えた自分のエネルギーをどう社会に還元していくか
人知を働かせて生きることが大切だと思います。

図3

伝染するとされ、子どもを持つことも禁じられ、隔離された生活を強制されていました。神谷さんは古典文学の勉強でアメリカの大学院に留学をしていましたが、それをやめて、日本に帰って東京女子医学専門学校に編入をして、精神科の医者になって、ハンセン病の患者のために生涯をささげました。この人が生きがいとは何であるかについて書いたのが先の本です。

神谷さんはなぜ医師の道を選んだのでしょうか。彼女は二十歳のとき、ハンセン病の患者さんが収容されている東京都の多磨《たま》全生園を伝道師の叔父さんと一緒に訪問しました。神谷さんは、まだ十代の看護師さんがハンセン病の患者さんをいたわってやさしく世話しているのを見て、あの看護師さんの精神はどんなであろうか、私たちももっと不幸な人のために奉仕しなくてはならないと感じました。神谷さんはその少女の看護師さんの美しい気持ちを受けて、自分もハンセン病の患者のために働くことを志したのです。

神谷さんの『生きがいについて』はすばらしい名著で

す。神谷さんはこういう言葉を書いています。「……人間がいきいきと生きて行くために、生きがいほど必要なものはない、……それゆえに人間から生きがいをうばうほど残酷なことはなく、人間に生きがいをあたえるほど大きな愛はない」（『生きがいについて』みすず書房、一九八〇年、一一頁）。酸素がなければ死んでしまうのと同じように、皆さんにも生きがいがなければ、生けるしかばねであって、本当に生きているとは言えないのです。

感謝の気持ちを持つ

神谷さんは晩年、心臓が悪くなり長期療養されました。ご主人は有名な植物学の学者で、大阪大学教授を経て、愛知県岡崎市の基礎生物学研究所の教授を務めていましたが、彼女はその岡崎市の病院で療養されていました。今のように心臓病の治療が進歩していなかったから、ただ強心剤を打ってもらっただけでした。彼女はもう自分の命はだめだけれども、自分がまさに死のうとしているときにでも、車いすで林に行って、緑の若葉を見たり鳥の声を聞くことができるというのは、本当に感謝だと思われました。自分の病気は治らないけれども、この自然の美しさに私は感激をすると。その自然の美しさの中で、お別れの詩をつくられています。

不思議な病を与えられ、
もう余り生きる日の少なきを知れば、
人は一日一日を奇跡のように頂く、

ありうべからざる生として。
まだみどりも花も見ることができ、
まだ蓮の花咲く池のほとりをめぐり、
野鳥の森の朝のさわやかさを味わえるこの不思議さよ。

（神谷美恵子「残る日々」の一部）

終わりよければ、すべてよし

シェイクスピアはいろいろな作品を書きましたが、その一つに「終わりよければすべてよし」という劇があります。私の生涯がどんなものであったとしても終わりが悪ければだめだと。今までの生涯は苦しみの連続だったけれども、終わりがよければ全体がよかったと思えるという物語をシェイクスピアは書いているのですが、神谷さんは本当に最期を感謝をして終わることができたのです。

今、ホスピスでの療養を希望している患者さんは日本にたくさんいますけれども、まだ日本はホスピスのベッドが足りません。本当にホスピスに入りたい患者が入れなくて、自宅または一般の病院で療養しています。ホスピスに入って、痛みをコントロールして、不安心を和げられ、最後には心が癒やされて、感謝して死ぬことができれば、これはホスピスにおける最高の死といえるでしょう。ホスピスにおける医療や看護は、どうすればそういう状態で患者さんがこの世を去るようにすることができるかについてみんなで勉強しているわけです。

私もそういうホスピスのケアに今までずっと関係してきましたが、ある方は、「先生に会えて本当によかった。先生と一緒に写真を撮りたい」と言って、携帯電話で写真を撮り、それを飾って、その三日後に亡くなりました。そのときには笑顔がありました。もう自分の命は三、四日しかないというのに、私と一緒に腕を組んで、そのときには本当の笑顔でした。こんな笑顔をもってこの患者さんが最期を迎えられたということは、奇跡のように考えられました。人間の最期がそういう状態であるために、ホスピスの医療もホスピスのケアも、もっともっと考えなくてはならないことをたくさん持っています。

また、ホスピスには死が近い患者だけではなくて、もうこれ以上、化学療法も何も治療の手立てがないことがわかったときに、まだ半年、一年と生きていく中で、死について考えたり、あるいは心を静めたり、あるいは瞑想するために一週間ほど入院するという「レスパイト入院」というものがあります。自分が亡くなる前に、九歳の息子と十一歳の息子に、九歳が十三歳、十一歳が十五歳になるまで、お誕生日ごとに封筒に入れて渡すママからのメッセージの言葉を書き遺すために、一週間のレスパイト入院をした女性がいます。彼女は、最後は自分の家で死にたいと言って、田園調布の私の近くの自宅で亡くなりました。死ぬ前の日に美容院に行って、髪をセットして、美容院の方に「私はいよいよもう死ぬ時期が来たので、今日は美容院の方にお礼のお花を持ってきました」と。そしてそのあくる日に自宅で亡くなりました。私も枕辺で死を見守りました。こういう死の準備をして、終わりよければすべてよしとして死を迎える。命は消えてはしまっても、最後まで生きがいを感じられた死ではないかと思います。

私たちの時間と「いのち」

次に、私たちの時間といのちがどう大切であるかということについてお話しします。

「**たくさん持っている人が豊かなのではなく、たくさん与える人が豊かなのである**」というのは、心理学者のエイリッヒ・フロムの言葉です。「なにかを失うのではないかと心配して思いわずらっている貯蓄型の人は、心理学的にいえば、どんなにたくさんのものを持っていようと貧乏人、貧しくされた人なのである」。フロムはそう言っています（『愛するということ』紀伊國屋書店、一九五九年、三一―三二頁）。

「**目に見えないいのちとは、自分が持っていて、自分が自在に使える時間のこと**」と私は言っています。小学生にも、私は、「いのちというのは目に見えない、さわれない、だけれどもあなたが使える時間のことだ」と話します。時間というものはあなたのいのちであるということを小学生にも話してきました。

「**人のために自分のもつ時間をささげることは、人のために自分のいのちをささげること**」。自分の大切な時間を人にささげることは、その人にいのちをささげるのと同じことだというのです。私はいのちと時間とを一緒に考えているわけです。

私は全国の小学校で「いのちの授業」をしていますが、その後に私のもとに送られてくる感想文には、「先生のお話を聞いて、私はいのちのことが本当にわかりました」と書いてありました。小学校の四年、五年、六年生というのは、ものごとの道理はしっかりとわきまえています。大人には負けません。本当のことがわかって良し悪しの識別ができます。九歳、十歳ともなりますと、非常に観察力を発揮して、夫婦仲が悪いようなことがあると、一番先に子どもが察知します。観察力はすごいです。子どもをごまかすことはできません。そして、子どもが九歳、十歳になりますと、ちゃんと何が本当か、何が本当でないかということが識別できます。そういうことを考えて、「まだ子どもだから」などと言ってはならないということを、私は皆さんにも申し上げたいわけです。

「**時間にいのちを吹き込めば、その時間は生きてくる**」。皆さんは、ただ生きているというだけではだめです。持っている時間にいのちを吹き込むということは、実践の行動がそこにあるということです。

ですから、そういう意味で私は、「**寿命は神さまからいただいた時間だ**」と言っています。寿命というのは寿《ことぶき》で、おめでたいことです。寿命の意味は寿、だから誕生日にいろいろなお祝いをするときに寿という字を書くのは、長生きのことではなく、おめでたいことを寿《いわ》うのです。百歳では、百寿というそうです。私も大勢の方々からお祝いをしていただきました。

熟して枝から
落ちる
オリーブの実

2010.8月訪問したイスラエルのオリーブ山のオリーブの実
（鈴木玲子撮影）

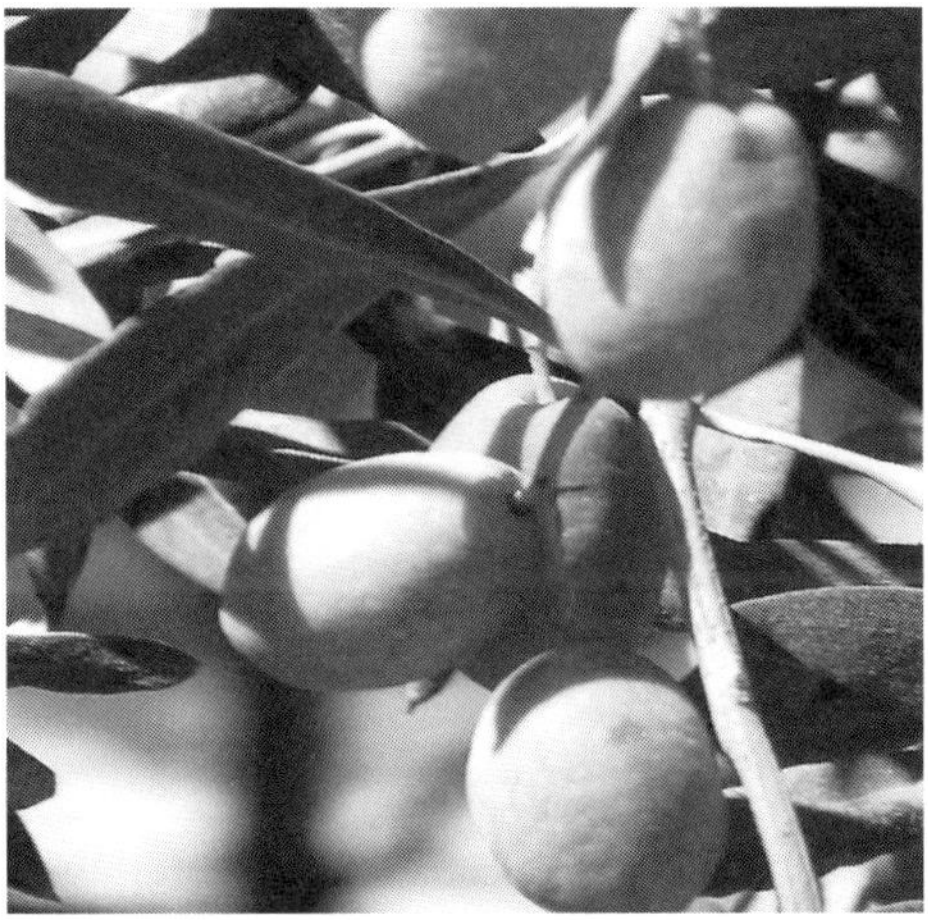

写真３

「**病む人の喜びを私の喜びにしよう。病む人の悲しみを私の悲しみにしよう。病む人から与えられる鍵で、私たちの心の扉を開こう**」。病む人が苦しいと私たちを呼んでいるのですから、私たちはそれにこたえなければなりません。私たちは病む人に向かい合うときには、その患者から与えられた鍵で自分の心の扉を開こうということです。

「**生きるとは死に近づくこと。死の床で死を彫刻することはできない。死に至る前にその死の顔づくりを自分がしなくてはならない**」。自分が死の顔づくりをする、最期をほほ笑みで迎えられるように自分の人生を彫刻していくことです。

最後の写真３はオリーブです。神谷恵美子さんは、オリーブについてのマルクス・アウレリウスの詩を訳しています。オリーブは九年で実を結び、落ちた実を搾ってオリーブ油とします。百年、千年もたったオリーブの木でも実をつけているのを見てきました。その実が落ちるときに、その実は今まで自分を支えてくれた枝に感謝して土の上に落ちていくというのです。

このほんのわずかの時間を自然に従って歩み、安らかに旅路を終えるがよい。あたかもよく熟れたオリーヴの実が、自分を産んだ地を讃《ほ》めたたえ、自分をみのらせた樹に感謝をささげながら落ちて行くように。

（マルクス・アウレーリウス『自省録』第四巻四八、神谷美恵子訳、岩波文庫、二〇〇七年、六八頁）

どうかそういう意味において、私たちの終わりよければすべてよしということと、私たちの時間であるいのちをどう大切に用いるかということを、ぜひ、皆さんで勉強していただきたいと思います。私の講演をこれで終わります。

（二〇一二年五月十七日、聖学院大学チャペルでの講演に加筆）

あとがき

本書は、日野原重明先生が聖学院大学チャペルでお話しされた、二つの講演をもとに構成されている。

「不幸が新しい人間をつくる」
「生きがいがなければ、本当に生きているとはいえない」
「目に見えないいのちとは、自分が持っていて、自分が自在に使える時間のこと」
「時間にいのちを吹き込めば、その時間は生きてくる」

百歳を超えて、なお、東日本大震災の被災地を訪ね、国内外にお出かけになって活躍されている日野原先生であるが、十歳の時には急性腎炎で一年間の運動を禁じられ、二十歳の時には肺結核のため、六カ月間高熱、寝たきりの生活を過ごされたという。その、日野原先生から発せられるメッセージは、多くの人々のこころを、揺さぶるであろう。

前半の「なぜホスピスが必要か――生きがいを感じて生きる」は、二〇〇八年十一月七日に、聖学院大学創立二十周年記念講演会の一環として、「さいたまにホスピスをつくる会」および一般財団法人ライフ・プランニング・センター「新老人の会」との共催で実施された講演をもとにまとめられている。

後半の「いのちの教育――生きがいと時間」は、二〇一二年五月十七日、人間福祉学部こども心理学科（窪寺俊之学科長）開設記念として、「いのちの教育　親子の絆」と題して、大学チャペルで講演されたものである。この講演会は、聖学院大学人間福祉学部（学部長牛津信忠教授）と聖学院大学総合研究所「福祉のこころ研究会」共催とし、講演会のコーディネーターとして、人間福祉学科長助川征雄教授が調整にあたり、当日の司会も担当された。

本書の出版にあたっては、聖学院大学総合研究所・同出版会の山本俊明局長、花岡和加子氏をはじめ、関係各位のご支援をただいている。本書の出版にあたり、関係各位に感謝を申し上げたい。

二〇一二年九月

聖学院大学総合研究所「福祉のこころ研究会」を代表して

聖学院大学総合研究所名誉教授　柏木　昭

聖学院大学大学院人間福祉学研究科教授　中村　磐男

著者紹介

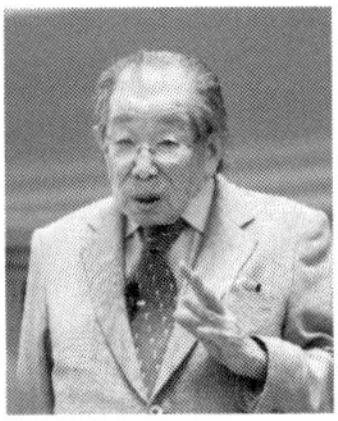

日野原　重明
（ひのはら　しげあき）

一九一一年山口県に生まれる。父の影響を受け七歳で受洗。一九三七年京都帝国大学医学部卒業、同大学院修了。一九四一年聖路加国際病院内科医となり、内科医長、院長、聖路加看護大学学長を歴任。現在、聖路加国際病院理事長・名誉院長、（財）ライフ・プランニング・センター理事長などを務める。一九九八年東京都名誉都民、一九九九年文化功労者、二〇〇五年文化勲章受章、二〇〇七年日本ユニセフ協会大使就任。早くから一般の人々への健康教育、予防医学・医療の重要性を指摘し、「生活習慣病」という名称を生み出す。終末期医療の普及、音楽療法の普及に取り組むなど、つねに日本の医療の最先端でリードしている。二〇〇〇年には「新老人運動」を提唱し、この趣旨に賛同する方々の集まり「新老人の会」を発足させて会長に。この運動を日本ばかりでなく世界にも展開することに精力を注いでいる。また、全国の小学校で行っている「いのちの授業」は二〇〇校近くにも及んでいる。

著書は一般向けだけでも二〇〇冊を超え、『死をどう生きたか――私の心に残る人びと』、『老いを創める』、『生き方上手』、『人生、これからが本番――私の履歴書』、『十歳のきみへ』、『いま伝えたい大切なこと――いのち・時・平和』、『生きてるだけで１００点満点――９９歳のぼくから君たちへ』など多数。

●●● **編集部より** ●●●

本書の表紙および本文に使用されている日野原重明先生のお写真はすべて、二〇一二年五月十七日の講演会において、カメラマンの石原康男氏によって撮影されたものです。

福祉の役わり・福祉のこころ
生《い》きがいを感《かん》じて生《い》きる

2012年10月25日　　初版第1刷発行

著　者　　日野原重明
発行者　　大木英夫
発行所　聖学院大学出版会
〒362-8585　埼玉県上尾市戸崎1-1
電話 048-725-9801 ／ Fax 048-725-0324
E-mail : press@seigakuin-univ.ac.jp

ISBN978-4-915832-99-4　C0036